.

孙建琴　主编

"肌"

Muscle Can Not Be Lost

不可失

肌少症防治全攻略

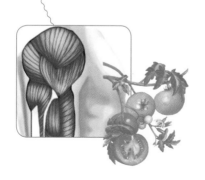

上海科学普及出版社

"肌"不可失——肌少症防治全攻略
编 辑 委 员 会

陈艳秋（复旦大学附属华东医院）

洪　维（复旦大学附属华东医院）

姚健凤（复旦大学附属华东医院）

徐仁应（上海交通大学医学院附属仁济医院）

编写人（以姓名笔画为序）

王学敏（北京市营养源研究所）

王　道（上海市体育科学研究所）

牛　杨（上海交通大学医学院附属新华医院）

冯　颖（复旦大学附属华东医院）

阮　洁（自由撰稿人）

严夏霖（同济大学附属第十人民医院）

苏椿林（复旦大学附属妇产科医院）

杨　青（复旦大学附属华东医院）

李　臻（复旦大学附属华东医院）

李雅慧（国家市场监管总局食品审评中心）

肖　菲（复旦大学附属华东医院）

宋安琪（上海交通大学医学院附属仁济医院）

张　燕（北京市营养源研究所）

陈　洁（复旦大学附属华东医院）

陈　莹（上海市体育科学研究所）

陈　敏（复旦大学附属华东医院）

林金芳（复旦大学附属妇产科医院）

宗　敏（复旦大学附属华东医院）

洪金涛（上海市体育科学研究所）

袁武科（上海中医药大学）

徐丹凤（复旦大学附属华东医院）

蔡　缨（空军杭州特勤疗养中心）

翟　博（上海市体育科学研究所）

序 一

肌少症顾名思义是一种与肌肉量和强度相关的疾病，发病风险随年龄的增加而上升，是一种老年性疾病。考虑到我国60岁及以上老年人口已高达2.64亿（2020年），且老龄化进展迅速，肌少症将成为未来我国老年人面临的重大健康问题。因其较高的发病率，肌少症给医疗卫生系统和整个社会增加的负担同样值得关注。骨骼肌不仅是运动的器官，也是人体主要的蛋白质储存场所，其中的蛋白质占体内蛋白质总量的50%～75%。此外，骨骼肌还是机体重要的糖脂代谢场所、内分泌器官、免疫器官和"第二心脏"，在代谢、免疫、血液循环等方面发挥着重要作用。骨骼肌减少不仅会导致四肢无力，容易跌倒，还会增加糖尿病、心血管疾病、骨质疏松、骨关节炎等慢性病的发生风险。国外研究报道，肌少症患者比没有肌少症患者的住院费用增加34%～58.5%；肌少症导致的直接医疗支出在美国每年高达185亿美元。老龄化程度的加深使肌少症的防治形势更为严峻。

肌少症具有隐匿性，应尽早进行肌少症的筛查、诊断和干预，以延缓或逆转肌少症的发生。为了向大众更好地普及肌少症的相关防治知识，帮助医务人员建立系统科学的肌少症管理干预理念，多位资深营养专家、临床专家以及运动科学专家共同编写了《"肌"不可失——肌少症防治全攻略》这本科普图书。全书共辟六章，深入浅出地介绍了肌少症、分级筛查诊断、由疾病导致的继发性肌少症（肿瘤、外科疾病、危重症、慢性阻塞性肺炎、消化系统疾病、神经性厌食症、骨质疏松、吞咽障碍、糖尿病、肾脏病、女性生殖健康）、营养和运动防治策略、简单易学的运动处方，以及防治肌少症的营养健康食谱等内容。

　　希望本书能为广大读者以及医务人员传播通俗易懂的肌少症防治知识，以推动肌少症的预防、早期诊断和治疗。

中国工程院院士

2022 年 5 月

序 二

2022年新年的钟声刚刚敲响，就接到我院营养学科带头人孙建琴教授的来电，说她已经组织团队编写了一本关于肌少症的科普图书，邀请我作序。我暗暗吃了一惊，尽管我顶着上海市健康科普专家库老年医学领域召集人的名头，但孙建琴教授是国内知名的老年营养学界的领军人物，长期致力于与营养相关的临床、科研和教学工作，尤其在肌少症领域建树颇丰。她带领团队先期已制定了《肌肉衰减综合征营养与运动干预》的中国专家共识，又牵头谋划成立了上海市老年营养健康质控中心，并担纲首任主任。鉴于孙教授的诚挚邀请，我勉强答应了，心里却一直犯难，唯恐自己高度不够。

当我拿到这本书的样稿，并在新年假期的第一天就拜读完毕后，下决心一定要将这本汇集了临床营养、食谱实施及运动康复方面的多名资深专家的扛鼎之作推荐给广大读者。因为随着年龄的增长，骨骼肌的质量和肌肉力量会逐渐下降，肌肉功能也会逐渐减退，正是因为这是一个渐进的过程，具有隐匿性和缓慢性，疾病初期往往易被忽视。而老年人一旦发生肌少症，就可能会造成跌倒、骨折、身体残疾，甚至死亡等不良后果，严重影响老年人的独立生活能力，对家庭和社会均造成沉重的经济负担。虽然肌少症并不是一个新疾病，但直到2016年10月才被正式纳入国际疾病分类（ICD）编码。我们在临床实践中如果遇到不明原因体重下降的患者，在排除恶性肿瘤、糖尿病、甲亢等疾病后，就应该考虑是否患有肌少症。

　　《"肌"不可失——肌少症防治全攻略》一书篇幅不长，浅显易懂地把骨骼肌这一"肌"密娓娓道来，从肌少症的概念说起，阐述了疾病合并肌少症的机制和危害，更是解读了最新的诊断指南及评估步骤的应用，还特别总结了膳食和运动的干预方法和实施流程。版面设计清新自然，语言活泼鲜明，其中第三章以案例分析为特色，辅以"数据解读和快问快答"版块，引入启发式科普学习法，激发读者的学习兴趣。同时第二章、第五章、第六章更配合以相应的筛查诊断操作小视频、卡通漫画和系列增加骨骼肌的高蛋白营养健康食谱，形象生动地展现了营养运动防治肌少症的方法。通读这些"肌"密，可使读者快速理解肌少症的知识理念，提高认知，从而达到强化宣教、提前预防的目的，有助于真正贯彻落实《国民营养计划（2017—2030年）》纲要精神。

　　为此，我非常乐意为您奉上这本最高"肌"密——《"肌"不可失——肌少症防治全攻略》。

保志军

复旦大学附属华东医院副院长、教授

2022 年 5 月

前　言

2009 年，欧洲肠内肠外营养年会在维也纳召开，我有幸参加了这次年会，就此与肌少症结下了不解之缘。记得那天清晨 6 点，我和北京协和医院外科主任、时任中华医学会 CSPEN 主任委员的于健春教授在众多讨论会中一起选择参加了当时在欧洲刚成立的肌少症 SIG（特殊兴趣工作组）讨论会，"sarcopenia" 一词，就这样以偶然中的必然之势走进我的视野。

追根溯源，"sarcopenia" 一词最早由美国的罗森伯格（Rosenberg）教授于 1998 年提出，后译为肌少症、肌肉衰减综合征、少肌症等。在 2009 年的讨论会上，专家们对肌少症的定义、诊断方法、切点等问题展开了热烈讨论，对此我深受启发，并将此概念在国内多种学术会议上进行分享。2011 年 6 月，我们在上海青松城组织召开了肌少症研讨会，来自营养、疾病控制、运动营养、临床医学、老年医学等多位专家作了精彩报告，这可能是国内最早开展的多学科肌少症学术研讨会之一。2012 年，在瑞士召开的国际老年医学与营养大会上，我终于有幸遇见了研究肌少症的鼻祖——罗森伯格教授，并向其请教学习。

肌少症是一种与衰老、营养缺乏、运动不足、疾病相关的骨骼肌疾病，具有隐匿性、缓慢性、发病率高的特点，且对健康造成广泛严重的损害，增加医疗卫生和家庭的负担。十多年来，肌少症作为一个新病种成为国内外临床医学、老年医学、预防医学、营养学的研究热点。

　　事实上，肌少症的发生并不隐秘，只要增加认知，肌少症看得见、摸得着，可防可治。为了向广大读者更好地普及肌少症防治知识，我们邀请了多位资深营养专家、临床专家以及运动科学专家，共同编写了《"肌"不可失——肌少症防治全攻略》这本科普读物。全书共分六章，深入浅出地解读了有关肌少症的最高机密：人老为什么腿先老？胖子为什么也会得肌少症？肌少症的首要症状是什么？怎么知道自己患上了肌少症？手术后怎么防治肌少症？为什么肌少症还会导致女性生殖健康问题……书中还专列"'肌'要择食"一章，详细介绍肌少症防治的膳食营养防治策略；专列"随'肌'应变"一章，因人施教，开出系列简单易学的运动处方，并配有练习示范；专列"生'肌'盎然"一章，推出几十种高蛋白质的健康美味食谱，并配有菜谱图片和文字说明，方便读者有"谱"做菜，强健身体肌肉。可以说，本书雅俗共赏，既可用作医疗卫生健康管理机构人员的专业参考书，也适合广大老中青年朋友阅读了解肌少症的相关知识。

　　作为主编，衷心感谢诸位编委在繁忙的工作中抽出宝贵时间，结合自身丰富的临床与科研经验精心编写了丰富扎实的内容。感谢上海科学普及出版社蒋惠雍社长、上海科学技术出版社王萱老师的耐心包容与倾力相助，安排团队为本书的编辑、绘画及出版付出辛劳；感谢中国营养学会理事长杨月欣教授和北京协和医院于康教授对本书的悉心指导；感谢华东医院院长高文教授和中国营养学会老年营养分会张坚主任委员，凭借他们深厚的老年医学和老年营养专业知识，对全书的文稿进行审核匡正。特别感谢中国工程院陈君石院士和华东医院保志军副院长，他们为本书所撰写的精彩序言对我是莫大的鼓励。最后要感谢上海市卫健委资助的卫生健康系统重要薄弱学科建设计划（No.2019ZB0102），为华东医院临床营养学科建设和本书的编写提供支持与帮助。

由于编者时间和能力有限，书中存在的疏漏或错误及不妥之处，敬请读者批评指正，便于今后修订完善。

孙建琴

2022 年 5 月

CONTENTS

目　录

CONTENTS

最高「肌」密

揭开肌少症的神秘面纱

这一幕，再熟悉不过——

20 岁时爬 7 层楼，步履矫健，一步能跨两个台阶；

80 岁时爬 3 层楼，两腿沉重拖不动，气喘吁吁……

唉，真是人老腿先老呀！

人老，为什么会腿先老？

腿老的，只会是老年人吗？

腿老了，只能听之任之吗？

腿老了，仅仅是腿出现问题了吗？

十岁
步履矫健，一步能跨两个台阶

八十岁
两腿沉重拖不动，步履蹒跚

第 一 节

"三高"时代的"一少"症

这些年，关注饮食不当吃出"三高"（高血压、高血糖、高血脂）症的人越来越多，"三高"症不仅是老年人的常见病，在中年人中的发病率也逐年上升，甚至在年轻人中也非罕见，谈及"三高"，人人自危。但在我们身边，还有相当一部分老年人乃至中青年人因为饮食不当、运动少或疾病等，被一种看得见却又很容易忽视的疾病危及健康。

它，就是今天的主角——肌少症。

肌少症是一个既古老又陌生的健康问题

肌少症与一般疾病不同，它既没有发烧、疼痛、出血等症状，也没有"三高"等明显的指标，可以说它是"静悄悄的杀手"。早预防、早发现、早诊治是关键。

早在 2 000 多年前，现代医学之父希波克拉底就清楚描述过：人体肌肉被消耗成水，肩、颈、胸和大腿的肌肉逐渐萎缩消失……这种疾病是致命的。其实，描述中的这种疾病就是肌少症，在老年人中非常常见，以至于大家习以为常，把它当作是一种自然生理现象，长期忽视了其各种危害。

直到 1998 年，美国塔夫斯（Tufts）大学罗森伯格（Rosenberg）教授首次提出"肌少症"概念，这一问题开始引起医学界的重视。2010 年，欧洲科研人员提出了老年肌少症的定义以及诊断与鉴别的专家共识。

肌少症的英文是 sarcopenia，源于希腊语 sarx 和 penia。sarx 意思是肌肉，penia 意为流失，sarcopenia 则意为肌肉流失。我国文献译为"肌少症""肌肉衰减综合征""少肌症""骨骼肌减少症""肌肉流失""老年性骨骼肌衰弱""老年性肌肉萎缩"等，后以"肌少症"正名。

肌少症引起国内外关注

2009 年 9 月，欧洲肠内肠外营养年会在维也纳召开，华东医院营养科孙建琴教授和北京协和医院于健春教授参加了当时在欧洲刚成立的肌少症特殊兴趣工作组（SIG）讨论会，他们认真聆听了专家对 sarcopenia 的定义、诊断、治疗的发言和讨论，由此开始关注老年人因肌肉衰减引起的一系列健康问题，并率先将此概念在国内的多种学术会议上进行报告分享。

孙建琴教授在全国率先组织成立了"中国老年人肌肉衰减症工作小组"，于2011 年 6 月在上海青松城召开第一次专家研讨会，来自老年营养、疾病控制、运动营养、临床医学、老年医学等方面的专家出席会议，这次会议是中国最早组织的有关肌少症的多学科学术研讨会。

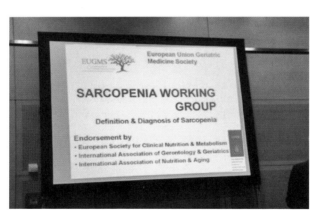

图 1-1　孙建琴教授于 2009 年 9 月参加在维也纳召开的
欧洲肌少症特殊兴趣工作组（SIG）讨论会

2012 年，在瑞士召开的国际老年医学与营养大会上，孙建琴教授见到了肌少症的研究鼻祖罗森伯格教授，他们就肌少症相关问题进行了深入的探讨和交流。

肌少症不仅仅是肌肉减少

sarcopenia 最初特指随着年龄增加，在老年人中出现的以"肌肉数量减少（丧失）"为特征的肌肉退行性变化。之后，随着基础研究和临床实践的不断深入，人们逐渐认识到这种增龄性肌肉改变不仅表现为肌肉数量减少，更表现为肌肉力量降低和身体功能减退。

作为一种老年性疾病，肌少症具有较高的发病率、进展隐匿、渐行加重、不良影响广泛等特点。鉴于其对健康的影响重大，肌少症已于2016年正式入编世界卫生组织（WHO）国际疾病分类表。

> **关 键 词**
>
> 肌少症最新定义：与年龄相关的、进行性和广泛性的肌肉数量减少、力量减弱、耐力及代谢能力降低及功能减退的一类疾病，可导致不良临床结局、生活质量降低和医疗费用增加。

第 二 节

肌肉是重要的"生命器官"

对于肌肉一词，人们并不陌生，但未必了解透彻。初识肌少症，望文生义，就是肌肉减少，由此担心心脏会不会越跳越慢？胃肠道会不会慢慢停止蠕动？……其实，肌少症涉及的只是人体肌肉组织的一部分。

此"肌"非彼"肌"

人体有 600 多块肌肉，按结构和功能的不同，可分为平滑肌、心肌和骨骼肌 3 种。

1. **平滑肌**　主要构成内脏和血管，具有收缩缓慢、持久、不易疲劳等特点。

2. **心肌**　构成心壁。平滑肌和心肌都不随人的意志收缩，故又称不随意肌。

3. **骨骼肌**　分布于头、颈、躯干和四肢，通常附着于骨，骨骼肌收缩迅速、有力、容易疲劳，可随人的意志舒缩，故又称随意肌。

骨骼肌属于横纹肌，大多数借助肌腱附着在骨骼上，分布于躯干和四肢的每块肌肉均由许多平行排列的骨骼肌纤维组成，其周围包裹着结缔组织。如图 1-2 所示，肌外膜是包在整块肌肉最外一层致密的结缔组织膜，含有血管和神经，解

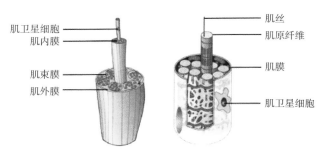

图 1-2　骨骼肌结构模式图

剖学上称为深筋膜；肌外膜的结缔组织及血管和神经的分支伸入肌肉，分隔和包围大小不等的肌束，形成肌束膜；肌内膜则是包绕在每条肌纤维周围的网状纤维，内含丰富的毛细血管及神经分支。各层结缔组织膜除有支持、连接、营养和保护肌组织的作用外，对单条肌纤维的活动，乃至对肌束和整块肌肉的肌纤维群体活动都起着调整和协助作用。

骨骼肌纤维，根据其直径和活体的颜色，主要分为红肌纤维、白肌纤维、中间型肌纤维。

（1）**红肌纤维**　富含肌红蛋白和线粒体，呈暗红色，其纤维间血管丰富，可为代谢提供充足的氧气；红肌纤维的能量主要来源于有氧氧化；红肌纤维较细，其肌原纤维细少、收缩力较弱且缓慢，但持续时间较长，不易疲劳，故称慢缩肌纤维。例如人类和其他哺乳动物、候鸟的胸部肌肉。

（2）**白肌纤维**　内含肌红蛋白和线粒体较少，呈淡红色，其能量主要来源于无氧酵解；白肌纤维粗短，其肌原纤维粗多、收缩快，但持续时间短，故又称快缩肌纤维。例如人眼球周围和手指等处的肌肉。

（3）**中间型肌纤维**　肌纤维的结构和功能介于以上两者之间。

人体的四肢肌占全身肌的80%（上肢30%，下肢50%）。人的骨骼肌多数由上述三型肌纤维混合组成，但三型纤维的构成比例各不相同，且与功能相关。随年龄增长，快缩肌减少，最多可丢失50%，而慢缩肌的丢失不超过25%。

肌少症是与骨骼肌减少相关的一种疾病，所以患上肌少症，心脏不会越跳越慢，胃肠道也不会停止蠕动，但它却与健康休戚相关。

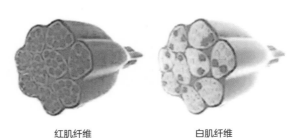

红肌纤维　　　　　　白肌纤维

图1-3　红肌纤维与白肌纤维结构模式图

骨骼肌是维持健康的重要机体组成

骨骼肌作为人体运动器官共同承担执行运动和保持身体的平衡两大职责，还可减轻跳跃、奔跑等行为给骨骼带来的冲击。此外，肌肉作为"人体第二心脏"，通过其收缩、舒张，一定程度上可减轻心脏的工作负担，并促进血液回流心脏。

骨骼肌具有重要的运动、内分泌和贮备功能，是巨大的氨基酸贮备库，也是心肺功能贮备库，具有重要的调节功能。骨骼肌是维持人体生命健康的重要机体组成，肌少症将直接影响患者的健康状况和临床结局。骨骼肌是葡萄糖在代谢过程中摄取和贮存的重要组织，能够分泌多种"肌肉因子"，调节其他远端器官，包括调节葡萄糖、能量和骨代谢。因此，肌肉损失可诱发与胰岛素抵抗相关的代谢性紊乱，降低人体对疾病和创伤的耐受能力，增加并发症，降低生活质量，增加死亡风险。

肌肉随年龄变化的规律

人体骨骼肌生长发育衰老有自然规律。儿童青少年期肌肉量逐年增加，30岁左右到达峰值，维持5年左右，此后随年龄的增加而不断衰减。据报道，一般50岁以后骨骼肌量平均每年减少1%～2%，60岁以上慢性肌肉丢失估计30%，80岁以上丢失约50%，因此肌少症在老年人中发生率高。

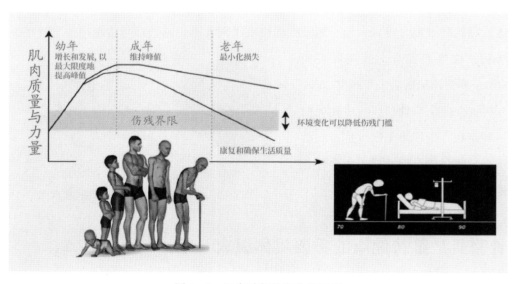

图 1-4　肌肉随年龄变化的规律

人体的骨量在 35 岁开始走下坡路，40～59 岁是人一生中骨骼疾病风险升高最快的时期，50 岁以后约有 1/3 的女性、1/5 的男性将遭遇一次骨折。若将骨骼比作蓄水池，女性 30 岁、男性 40 岁之前是不断的向内蓄水的过程，水池蓄得越满，贮备的骨量就越多；达到一定年龄后，水池里的水开始不可避免的流失，蓄水的能力逐渐减弱，等到蓄水的速度小于流失的速度，就到了坐吃山空的阶段。

第 三 节

肌少症并非老年人"专利"

调查表明,肌少症并非老年人"专利",年轻人同样会受到它的威胁。

为什么中青年也会遭遇肌少症

人体肌肉量受年龄影响,在 30 岁左右达到峰值,一般来说维持 5 年便开始逐渐丢失。

此外,肌肉的丢失还与运动、营养、患病等多种因素有关。中青年人发生肌少症的风险增加,主要有以下原因:

1. 久坐少动 很多上班族每天久坐时长不低于 8 h,下班后看电视、玩手机、看书等休闲活动也增加了久坐时间。研究显示,在健康中青年人中,运动量过少可导致胰岛素抵抗和瘦组织(除去脂肪的骨骼、肌肉等)丢失。

2. 不当减肥 一些中青年人通过盲目节食或吃素减肥,殊不知这样减去的重量有很大一部分来源于丢失的肌肉。蛋白质营养不良会使机体更多地动用肌肉蛋白质储备,使肌肉合成速率下降,分解速率上升,导致肌肉流失。

哪些情况会继发肌少症

肌少症分为急性、慢性 2 种,很多情况都会继发肌少症。

1. 急性肌少症 肌肉衰减持续时间少于 6 个月,与急性疾病或创伤性疾病相关,例如车祸严重创伤、重大外科手术、入住重症监护室(ICU)等。

2. 慢性肌少症 肌肉衰减持续时间大于 6 个月,常见于慢性进行性疾病,增加失能和死亡率。

肌少症发病机制尚未完全明确，但已知众多因素与其发生发展密切相关。除老龄化外，内分泌功能变化、体力活动量下降、营养失衡、基因遗传、各种原发疾病和全身慢性炎症，各种因素相互影响，共同导致该病的进展。

表 1-1 肌少症的常见病因

衰老及年龄相关性	除年龄以外没有其他病因学证据
运动不足相关性	长期卧床、久坐的生活方式、失重环境等
疾病相关性	器官功能衰竭（心、肺、肝、肾、脑），炎症性疾病，恶性肿瘤，内分泌疾病
营养缺乏相关性	能量和（或）蛋白质摄入不足，吸收障碍，胃肠道功能紊乱，药物引起的厌食、进食障碍

肌少症对年轻人的危害

肌量和肌力下降对中青年的影响在短期内可能尚不突显，因而被很多人忽视，但随着时间的累积，肌少症会带来一系列危害。

1. 运动功能下降

骨骼肌是运动系统的主要成员，也是力量的来源。肌肉减少和力量下降，体现在日常生活中便是中青年人运动功能变差，如以前跑 50 m 只需 7 s，现在却做不到。值得注意的是，越懒得运动，肌肉就越少；肌肉越少，就越不想运动，如此易形成恶性循环。

2. 死亡风险增加

肌肉力量下降与多种不良结局相关。一项纳入 14 万人的研究显示，握力越低，全因死亡率、心肌梗死和卒中风险越高。一项纳入 50 万人的研究显示，低握力可增加心血管疾病、呼吸系统疾病、所有癌症的发病率和死亡率，这种相关性在较年轻的人群中更大。

3. 免疫功能受损

骨骼肌细胞对诱导机体免疫应答十分重要，还能通过分泌细胞因子、趋化因子或内肽酶，调节免疫反应的微环境。研究表明，人体瘦组织减少 10% 会导致免疫力下降，感染风险增加；减少 20% 会导致伤口愈合减缓、皮肤变薄、感染及虚弱；减少 30% 会导致难以坐立。

4. 糖脂代谢紊乱

约 75% 的葡萄糖在骨骼肌中代谢，肌肉减少会导致机体胰岛素敏感性下降，造成胰岛素抵抗，这是 2 型糖尿病和代谢综合征的重要驱动因素。骨骼肌也是脂质氧化和基础能量代谢的重要部位，肌肉丢失会影响机体脂质平衡，降低基础代谢率，进而造成脂肪堆积和代谢紊乱。

中青年如何减脂不减肌

一般而言，人体体重的减轻通常会伴有 20%～40% 的瘦组织丢失。多项研究表明，低能量高蛋白质饮食联合运动能有效减轻减脂期间造成的肌肉流失。低能量高蛋白要求在目标能量摄入基础上每日减少能量摄入 500～1000 kcal，蛋白质占总能量 20%～30%。每日所需的蛋白质宜优先从天然食物中获取，如鸡蛋、牛奶及奶制品、禽类、鱼虾等水产品，并在需要时进行蛋白粉补充。运动与减重存在剂量－效应关系，减肥期间应每周至少进行 150 min 中高强度运动，其中有氧运动结合抗阻运动的形式最佳。为了确保安全性，建议在专业人员指导下进行个性化的营养与运动干预。

中青年人"守护"肌肉的 4 个关键

肌少症可防可治，年轻时注重预防比发生后再干预更重要。中青年人在日常生活中应注意以下几点：

1. 充足营养

预防营养不良的关键是膳食平衡。首先，应做到食物多样，搭配合理，最好每天吃 12 种以上，每周吃 25 种以上食物。其次，要把握好量，每天摄取谷薯类 250～400 g，新鲜蔬菜 300～500 g，水果 200～300 g。第三，保证优质蛋白的摄入，每天吃 1 个鸡蛋，喝 1～2 杯牛奶或适当摄入奶制品，摄入动物性食物 200 g 左右，可选择瘦肉或禽类、鱼虾，尤其宜多摄入海产品等富含 ω-3 多不饱和脂肪酸的食物。

2. 增加运动

每天应累计进行 40～60 min 中、高强度运动（如快走、慢跑等）。抗阻运动（如坐位抬腿、举哑铃、拉弹力带等）能有效增强肌肉力量和运动功能，每周应至少进行 3 次，每次 20～30 min。此外，还要减少静坐和卧床时间，增加日常身体活动量。多进行户外活动，增加日晒时间，有助于提高血清维生素 D 水平，预防肌少症。

3. 自我筛查

应掌握肌少症的自我筛查方法，如"指环法"。取坐位测量，屈膝 90°，双脚自然置于地面，用双手拇指与食指绕成环，后将环套于非优势腿小腿最粗处。肌肉衰减程度及肌少症发生风险随指环与小腿的间隙增加而增加。如果小腿围刚好合适或在指环中可以轻易转动，患肌少症的风险就会增加，最好去医院进行进一步评估。

4. 重视异常

中青年人应科学认识肌少症，提高健康自我管理意识。如果出现心肺功能变差、活动力下降、容易疲劳、基础代谢持续变低（如食量和体力活动量不变，却一直变胖）等异常现象，应去医院就诊。

第 四 节

肌少症的危害

流行病学研究显示，人体的骨骼肌随年龄的增加而不断地衰减。据报道，一般 50 岁以后人体骨骼肌量平均每年减少 1%～2%，60 岁以上慢性肌肉丢失率约 30%，80 岁以上丢失约 50%。肌少症的临床表现为虚弱、四肢纤细无力、易跌倒、步速缓慢、行走困难等。

肌肉功能受损

研究表明，肌肉减少 30% 将影响肌肉的正常功能，随之而来是一系列功能受损表现：活动能力降低，步速缓慢，走路不稳，行走困难，行走、登高、坐立、举物等各种日常动作完成有困难；逐步发展到难以站起、下床困难、步履蹒跚、平衡障碍，极易跌倒、骨折，一旦患者因骨折长期卧床，又会加速肌肉流失、骨量下降，增加了老年人残疾和丧失自理生活能力的风险，严重影响老年人的生活质量和健康预期寿命。

危险的"虚胖"

对老年人健康危害更大的是在肌肉（主要是骨骼肌）流失的同时，常伴有脂肪组织的蓄积，这种既有肌肉流失又见脂肪蓄积的表现，被称为"肌肉衰减性肥胖"，是心血管疾病、糖尿病、骨质疏松等慢性病的重要危险因素。此外，肌少症还与呼吸系统疾病、内分泌系统疾病、认知功能障碍、肾脏疾病、恶性肿瘤等密切相关，影响患者的临床结局。

与八成"慢阻肺"有关

80%的慢性阻塞性肺疾病（简称慢阻肺，COPD）患者存在肌少症，体重越低的慢阻肺患者出现继发感染、呼吸衰竭的可能性越大。老年肌少症与慢阻肺患者的疾病预后和生活质量密切相关。

导致生理移位

肌少症还会导致某些器官生理位置的改变，例如胃下垂、子宫脱垂、直肠脱垂（脱肛）。

虽然肌少症危害不小，但庆幸的是，肌少症可防可治。治疗肌少症的目的在于减缓或逆转肌肉质量与功能的下降，减少相关并发症，提高生活质量。目前，营养治疗和抗阻力运动干预被认为是防治肌少症的"两大法宝"。

第 五 节

国际肌少症研究大事记

"肌量减少"向"肌力降低"的转变

2010 年，欧洲成立老年肌少症工作组（EWGSOP），发布了肌少症诊断标准的共识，将其定义为进行性全身广泛骨骼肌量减少，同时伴有肌力下降和（或）肌肉功能减退的综合征，并把肌少症分为三个阶段。

1. 肌少症早期：仅有肌肉质量下降。

2. 轻度肌少症：肌肉力量或身体功能（两者之一）和肌肉质量同时下降。

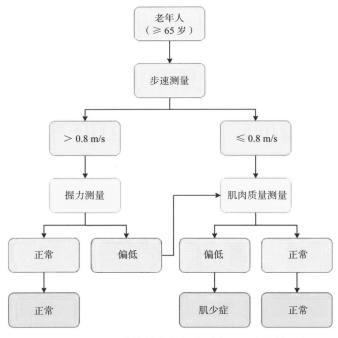

图 1-5　EWGSOP 建议的在老年人群中肌少症的筛查方法

3. 重度肌少症：肌肉质量、肌肉力量和身体功能三者同时下降。

研究者提出了用于肌肉质量、肌肉力量和身体功能的评估和测量方法（见下页图 1-6），并制定了肌少症的诊断流程（图 1-5）。

引入诊断切点

2011 年，国际肌少症工作组（IWGS）发布共识，基于 EWGSOP 2010 的诊断标准，弥补 EWGSOP 2010 缺少骨骼肌量诊断切点的不足，提出男性诊断切点值为 ≤ 7.23 kg/m^2；女性诊断切点值为 ≤ 5.67 kg/m^2，步速男性和女性均为 1 m/s。

亚洲人群有独立标准

2014 年，亚洲成立肌少症工作组（AWGS），亚洲人相对于西方人在体型、体成分组成、生活方式和体力活动方面存在差异，综合多项亚洲人群研究数据，工作组发布了亚洲专家共识 AWGS 2014，其定义及诊断策略类似于 EWGSOP 2010，但基于亚洲数据对肌少症每个诊断条目的界值做了调整：四肢骨骼肌质量（ASM）/ 身高（m）^{2}（双能 X 线吸收法，DXA），男性诊断切点值为 < 7.0 kg/m^2，女性为 < 5.4 kg/m^2；或 ASM/ 身高（m）^{2}（生物电阻抗分析法，BIA），男性诊断切点值为 < 7.0 kg/m^2，女性为 < 5.7 kg/m^2。肌力下降临界值，男性诊断切点值为 < 26 kg，女性为 < 18 kg。步速男、女性均为 0.8 m/s。

肌力降低成为诊断核心

2018 年，EWGSOP 根据近 10 年临床实践和基础研究的新进展，修订了肌少症的定义和诊断标准，发布 EWGSOP 2，新版中把肌肉力量降低作为诊断肌少症的核心特征，并应用肌肉数量或质量的检测来进一步确定肌少症的诊断，将躯体表

关 键 词

肌少症的发生和发展始于生命早期。因此，通过早期干预，可预防、延迟、治疗，甚至逆转肌少症的发生和发展。

现作为判断严重程度的标准，将肌少症的分类更新为：仅有肌肉力量下降为肌少症可能，若同时伴有肌肉数量或质量下降即可诊断为肌少症。上述两项加上身体功能表现差，就可诊断为严重肌少症。

EWGSOP 2 推荐使用发现—评估—确诊—严重程度（F-A-C-S）筛查流程，采用具体的指标，由简易到精确，进行肌少症的临床评估和诊断，为管理实践提供良好的范式（图 1-6）。

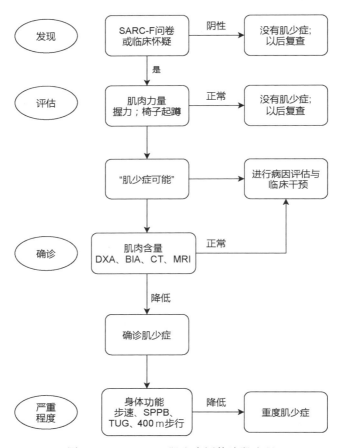

图 1-6　EWGSOP 肌少症评估诊段流程

提出"肌少症可能"概念

2019 年，AWGS 修订了亚洲肌少症的诊断策略、部分诊断界值和治疗方案，

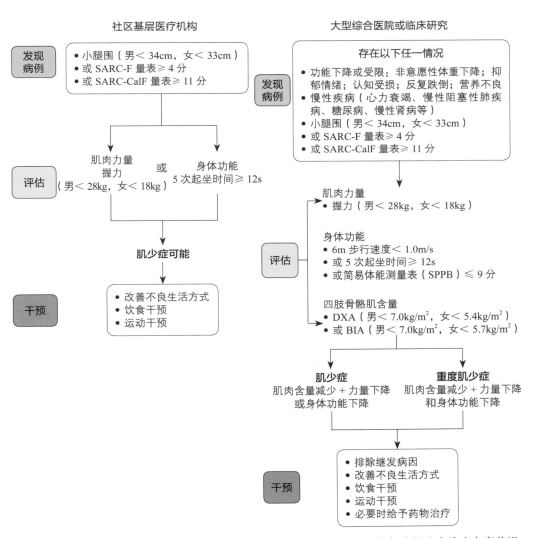

图 1-7 肌少症筛查评估诊断及干预流程 [参照 AWGS 2019 及中国老年人肌少症诊疗专家共识（2021）]

新共识仍保留之前肌少症定义，即与年龄相关的肌肉质量减少，同时还要存在肌肉力量和（或）身体功能下降。

诊断策略的更新：AWGS 2019 参考了 EWGSOP 2 制定的肌少症诊断流程，并且进一步给出适用于社区基层医疗机构和医院及研究机构的诊疗路径（筛查或发现—估评—确诊—严重程度分级，图 1-7）。对于缺乏诊断仪器的基层医疗机构，早期识别肌少症或其高危人群进而干预更为重要，因此，AWGS 2019 提出了"肌少症可能（possible sarcopenia）"这个概念，即肌肉力量下降和（或）身体功能下降；并推荐对社区医疗机构发现的"肌少症可能"居民进行生活方式干预和相关健康教育，也鼓励转诊至医院进行诊断。

诊断界值的更新：在男性握力和步速界值方面有更新，评估身体功能已不局限于步速，5 次起坐试验和简易体能测量表（SPPB）可代替步速。AWGS 2019 更加注重诊断界值对不良临床结局的预测价值，由此强调诊断对干预的意义。

AWGS 2019 为基层医疗机构提供了更为切实可行的诊疗流程及对肌少症风险人群的早期识别及干预措施。

表 1-2　EWGSOP 与 AWGS 对肌少症的定义

肌少症定义	EWGSOP	AWGS
肌少症可能	肌肉力量下降	肌肉力量或身体功能下降
肌少症	肌肉力量及肌肉量下降	肌肉量下降＋肌肉力量或身体功能下降
重度肌少症	肌肉力量、肌肉量、身体功能均下降	

表 1-3　EWGSOP 与 AWGS 的诊断界值

诊断界值	EWGSOP	AWGS
肌肉力量	握力：男＜ 27 kg；女＜ 16 kg	握力：男＜ 28 kg；女＜ 18 kg
身体功能	6 m 步行速度≤ 0.8 m/s SPPB ≤ 8 分	6 m 步行速度≤ 1 m/s SPPB ≤ 9 分
肌肉量	DXA： 男＜ 7 kg/m^2，女＜ 5.5 kg/m^2	DXA： 男＜ 7 kg/m^2，女＜ 5.4 kg/m^2 BIA： 男＜ 7 kg/m^2，女＜ 5.7 kg/m^2

第 六 节

国内肌少症研究动态

营养与运动相结合的干预重点

2015 年，中国营养学会老年营养分会牵头组建"肌肉衰减综合征营养与运动干预中国专家共识起草组"，发布了《肌肉衰减综合征营养与运动干预中国专家共识》，按照循证医学原则，基于营养、运动与肌少症的研究证据，提出了蛋白质、脂肪酸、维生素 D、抗氧化营养素、口服营养补充、运动的推荐意见。

强调肌肉与骨骼的关系

2016 年，中华医学会骨质疏松和骨矿盐疾病分会组织并编撰《肌少症共识》。肌肉健康与骨骼健康密切关联。大样本横断面研究显示，肌肉含量与骨密度呈正相关，肌肉含量下降是骨质疏松症和髋部骨折的重要危险因素。该共识基于当前临床证据提出在临床工作中应扩宽思路，提高对老年人群常共存的两种疾病即肌少症与骨质疏松症的认识，应该同步考虑这两种密切相关疾病的诊断，并对肌少症给予积极有效地防治。

发布肌少症中国专家诊治共识

2017 年，中华医学会老年医学分会老年康复学组发布了《肌肉衰减综合征中国专家共识（草案）》，参照国内外相关指南与研究进展，共识涵盖定义、发病机制、临床表现、常用评估方法、诊断标准与流程、患者结局评价指标、干预治疗等内容。

推荐口服营养补充

2019 年，中华医学会老年医学分会制定发布了《老年人肌少症口服营养补充中国专家共识（2019）》，综合近 10 年来国内外的研究成果及循证医学证据，提出了老年肌少症口服营养补充及肌少症合并其他疾病的口服营养补充的推荐意见，为国内口服营养补充在老年肌少症治疗中的应用提供参考及依据。

确诊患者的风险评估及干预

2021 年，中华医学会老年医学分会、《中华老年医学杂志》编辑委员会发布《中国老年人肌少症诊疗专家共识（2021）》，在 2019 年亚洲肌少症共识的基础上推荐对确诊患者进行不良风险评估，并提出四点干预措施，即改善不良生活方式、饮食干预、运动干预、必要时进行药物治疗。

应对挑战，预防先行

2021 年，中华医学会老年医学分会、《中华老年医学杂志》编辑委员会发布《预防老年人肌少症核心信息中国专家共识（2021）》，制定了适合我国老年人肌少症的预防措施，为提高老年人及其家属的健康管理能力和健康素养，降低肌少症的发生风险提供了指导。该共识推出了 9 条肌少症预防核心信息，包括增强公众对肌少症的科学认识，早期识别肌少症危险因素，筛查及干预肌少症可能人群，培养良好的运动习惯，重视膳食营养、进行适当的营养补充，做好慢病管理，重视不自主体重丢失，重视和预防跌倒，避免绝对静养。

数据说话

1. 从儿童期开始骨骼肌量逐年增加，30 岁左右肌肉量达到峰值，此后，骨骼肌肌肉量每年减少 1%～2%，骨骼肌力量每年减少 1.5%～3%。

2. 肌肉功能下降开始于 35 岁左右，50 岁后下降开始加速，60 岁后进展加速，75 岁后下降速度达到顶峰。

3. 在 60～70 岁的老年人中，肌少症发病率为 5%～13%；在 80 岁以上的老年人中，肌少症发病率高达 11%～50%。年龄越大，肌少症发病率越高。

4. 老龄化肌肉衰减时下肢力量降低明显超过上肢，伸肌明显超过屈肌（膝关节伸肌力量的下降为 55%～76%），肌肉力量下降超过肌肉体积的衰减。

5. 2016 年，A. S. 苏泽（Sousa AS）等人的研究发现，伴有肌少症的住院患者住院费用增加 34%～58.5%。

6. 美国每年由于肌少症引起的直接医疗费用超过 185 亿美元。

当「肌」立断

肌少症的分级筛查诊断

"肌"不可失告诉我们，

肌少症是一种隐藏在身边的疾病，

它的危害远远超过字面上的涵义，

不仅与衰弱、跌倒、失能密切相关，

甚至还跟糖尿病等疾病的发生脱离不了干系！

那么，哪些人会得肌少症？

怎么发现肌少症的蛛丝马迹？

第 一 节

肌少症高危人群

AWGS 发布的肌少症诊治指南 AWGS 2019 提出，肌少症的诊断流程包括发现—评估—确诊—严重程度分级，同时给出适合社区基层医疗机构、医院及研究机构的筛查方法。

以下九类人群属于"肌少症"高危人群，需及时去医疗机构筛查。

第一类，60 岁以上老年人；

第二类，近期有住院史者；

第三类，近期反复发生跌倒者；

第四类，近期出现临床可见的力量、体能或健康状态下降者；

第五类，1 个月内不明原因体重下降超过 5% 者；

第六类，抑郁或认知功能障碍者；

第七类，营养不良或不自主体重丢失者；

第八类，长期卧床者；

第九类，慢性病（如慢性心功能衰竭、慢性阻塞性肺疾病、糖尿病、慢性肾脏疾病、结缔组织病、结核感染和其他慢性消耗性疾病）患者。

也许人们会问，60 岁怎么了？我不是好好的嘛！没错，表面看是好好的，但实际上岁月确实不饶人。

25 岁男性

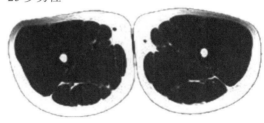

65 岁男性

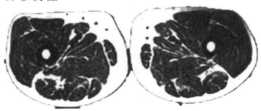

图 2-1　25 岁男性和 65 岁男性肌肉比较

第 二 节

简单易做的个人筛查法

如果属于肌少症九类高危人群，或者想了解自身的肌肉健康状况，不必第一时间赶去医疗机构做诊断，可以居家先自查。目前容易掌握的简易方法有 3 种，即指环法、单腿站立法及小腿围测量法。

圈一圈，你的小腿属不属"羊腿"

指环法测试由日本科研人员田中（Tanaka）等于 2018 年开发，测试操作简单，无需仪器或他人辅助，可作为自我筛查工具，用于识别存在肌少症风险的人，是一种简单有效的替代小腿围测量的方法。

测试方法：取坐位测量，屈膝 90°，双脚自然置于地面，用双手拇指与食指绕成环，后将环套于非优势腿小腿最粗处。

测试结果：肌肉衰减程度及肌少症发生风险随指环与小腿的间隙增加而增

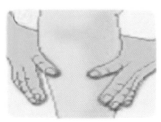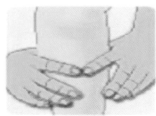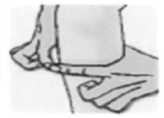

较大　　　　　　　**恰好**　　　　　　　**较小**

无法圈住　　　　　刚好圈住　　　指环与小腿间存在空隙

图 2-2　指环法测试

你的肌肉缩水了吗？

加，其次序分别为"无法圈住""刚好圈住""指环与小腿间存在空隙"3 种状况。如果小腿围刚好合适或在指环中可以轻易转动，患肌少症的风险就会增加。

"金鸡"独立，并非简单的单腿站立

单腿站立法分四步。第一步：坐在 40 cm 高的椅子上，双臂交叉抱胸；第二步：小腿和脚踝呈 70° 角；第三步：提起其中一只脚；第四部：单脚从椅子上站起，保持姿势 3 s。这个测试方法可用于评估肌肉功能。

需要注意的是，测试者首先需要评估自身条件，如双腿站立都无法站稳，这个测试是无法完成的，且容易导致摔跤。其次用于测试的椅子不能选择滑轮椅或沙发，前者不安全，后者会因为椅面的角度没有垂直于地面而影响结果。

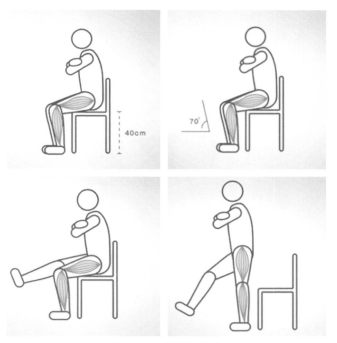

图 2-3 单腿站立法

测一测，你的小腿到底有多粗

小腿围测量操作简单，与肌肉质量具有较高的关联性，AWGS 于 2019 年发布的亚洲肌少症筛查评估诊断方法中，首推测量小腿围作为肌少症的筛查工具。

测量方法：受试者取坐位测量，测量时卷起裤腿，暴露小腿，将皮尺围绕于小腿最粗处测量周径。卧床患者可取仰卧位测量，测量时伸直膝盖，将皮尺围绕于小腿最粗处测量周径。重复测量两次，取其中的最大值，结果精确到 0.1 cm。

> **关 键 词**
>
> 参照 AWGS 2019，男性小腿围＜ 34 cm、女性小腿围＜ 33 cm 为异常。

注意事项：下肢水肿患者测量小腿围所得结果不准确，故下肢水肿患者不宜进行小腿围评估。

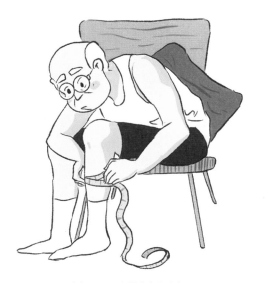

图 2-4　测量小腿围

第 三 节

综合评估，社区医疗打出"组合拳"

如果个人筛查发现指标异常，可进一步去社区基层医疗机构筛查。

SARC-F 量表：分数越高越危险

SARC-F 量表由马尔姆斯特伦（Malmstrom）和莫利（Morley）等于 2012 年提出，量表内容包含肌肉力量、辅助行走、座椅起立、攀爬楼梯和跌倒次数 5 个部分，采用评分，每部分按照难易程度或者频次差异分别对应 0 分、1 分、2 分，总分最低为 0 分，最高为 10 分，≥ 4 分为肌少症高风险者。

SARC-F 量表操作简便，无需考虑年龄分层、性别差异及不同共识下的各项指标的诊断切点差异，适用于大范围人群调查研究及临床快速诊断。

表 2-1 SARC-F 量表

评估项目	具体问题	得 分			评分
		0 分	1 分	2 分	
肌肉力量（S）Strength	举起或搬运约 4.5 kg 重物的难度	没有难度	有一定难度	难度较大或无法完成	
辅助行走（A）Assistance walking	步行穿越房间的难度	没有难度	有一定难度	难度较大、需要器具或他人帮助	
座椅起立（R）Rise from chair	从床或座椅站起的难度	没有难度	有一定难度	难度较大、需要器具或他人帮助	
攀爬楼梯（C）Climb stairs	攀爬 10 级台阶的难度	没有难度	有一定难度	难度较大或无法完成	
跌倒次数（F）Falls	过去 1 年中跌倒的次数	0 次	1～3 次	4 次及以上	

SARC-CalF 量表：多重数据显真相

SARC-CalF 量表又称改良版 SARC-F 量表，在 SARC-F 量表基础上添加了小腿围，增加了检验敏感度。

表 2-2　SARC-CalF 量表

SARC-F		0 分	1 分	2 分	评分
肌肉力量	举起 / 搬运约 4.5 kg 重物的难度	没有难度	有一定难度	难度较大或无法完成	
辅助行走	步行穿越房间的难度	没有难度	有一定难度	难度较大、需要器具或他人帮助	
座椅起立	从床或座椅站起的难度	没有难度	有一定难度	难度较大、需要器具或他人帮助	
攀爬楼梯	攀爬 10 级台阶的难度	没有难度	有一定难度	难度较大或无法完成	
跌倒次数	过去 1 年中跌倒的次数	0 次	1～3 次	4 次及以上	
	小腿围	0 分		10 分	
男性	测量右侧小腿围，双腿间距 20 cm，腿部放松	> 34 cm		≤ 34 cm	
女性		> 33 cm		≤ 33 cm	

数量和质量，一个不能少

上述量表筛查阳性者可做进一步评估，指标包括肌肉质量（简称肌量）、肌肉力量（简称肌力）和身体功能。

1. 新式武器，测测你的肌肉是否"有料"

用于肌肉质量的测定方法有计算机断层扫描（CT）、磁共振成像（MRI）、定量超声（QUS）测骨密度、双能 X 线吸收法（DXA）、生物电阻抗分析法（BIA）等，基层医疗机构配备 BIA。获得全身骨骼肌总量（SMM）、四肢骨骼肌量（ASM），可根据身高对 ASM 调整。

BIA 是近年来大规模筛查的常用方式，通过放置于体表不同位置的多个电极，向检测对象发送微弱交流测量电流或电压，检测相应的电阻抗及其变化，通过各种算法推算出四肢肌肉质量与个体的脂肪体积。

测量方法：在空腹状态下测量，测量前请被测者取下会影响测量结果的金属物件并排空小便，脱掉鞋袜。测量姿态为手臂下垂，与躯干分离 15°，双腿分开与肩同宽，检测前维持检测姿势 15 min 以使体内水分重新分布。测量开始后请被测者不要移动与说话直至测量结束。不推荐家庭使用 BIA 设备，其诊断准确性不高。

注意事项：装有心脏起搏器的患者不能进行 BIA 测量。

> **关 键 词**
>
> BIA 测量结果经身高矫正后代表肌肉质量，骨骼肌指数（SMI）= ASM/ 身高^2，AWGS 2019 推荐切点值分别为男性 < 7.0 kg/m^2，女性 < 5.7 kg/m^2。

2. 肌力评估

研究证实，握力与下肢力量、股四头肌力矩、腓肠肌肌肉横截面积等显著相关，而低握力则是个体活动能力低下的临床标志，且预测效能优于肌肉质量评估；另外，握力与日常生活活动能力呈线性相关，又因握力测试简单易行、重复性好，被多个国际相关指南推荐为肌少症的首选评估诊断指标。

测量方法：用弹簧式握力器测试，选取站立位，手臂自然下垂，伸肘测量。如

关 键 词

以上肢力量握力测量结果代表肌肉力量。AWGS 2019 推荐切点值为男性 < 28.0 kg，女性 < 18.0 kg。

果不能独立站立则选取坐位，上臂下垂，90° 屈肘测量。测量握力时用优势手或两只手分别以最大力量等距收缩，至少进行 2 次测试，选取最

大读数，测量结果精确至 0.1 kg。

3. 身体功能评估

（1）6 m 步行速度

试验场地要求用胶带或其他明显标志物在地面标注 6 m 的直线距离，测试区域前后保留 0.6 m 及以上的无障碍空间。

试验方法：试验开始前让受试者双脚站立于开始线上，开始步行时秒表计时。测试时受试者以正常步态速度通过 6 m 的直线距离，当受试者的一只脚触碰终点时停止计时。至少进行 2 次试验，并记录试验的平均结果，结果精确至 0.01 s。

注意事项：测试过程中以日常步速行走，途中不加速或减速，行走时如有必要可以借助助行具，如手杖、助行架等。

关 键 词

参照 AWGS 2019，步速 ≤ 1.0 m/s 为异常。

（2）5 次起坐试验

试验器具：高 40～43 cm 的椅子。

试验方法：受试者双手交叉于胸前，测试其重复 5 次起坐的时间，注意起立时腿必须站直。当受试者坐着时，说"准备，开始"并计时。当受试者完成 5 次站立，停止计时。如果受试者在重复站立过程中无法坚持，或呼吸短促，或手摆动以调节平衡，则终止试验，该项试验未通过。结果精确至 0.01 s，以此反映受试者下肢力量以及平衡性与协调性。

（3）TUG 测试

计时起走（TUG）测试是一种快速定量评定功能性步行能力的方法，由

关 键 词

参照 AWGS 2019，用时 $\geqslant 12\,\mathrm{s}$ 为异常。

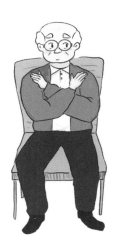
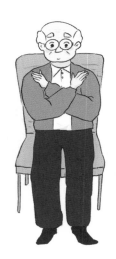

图 2-5 起坐试验

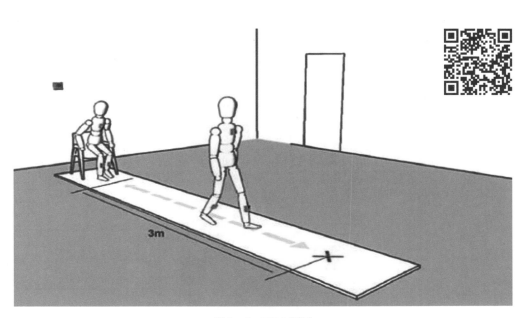

图 2-6 TUG 测试

关 键 词

参照 EWGSOP 2，用时≥ 20 s 为异常。

波迪萨德（Podisadle）和理查森（Richardson）等于 1991 年在起立 - 行走测试（get up and go test）的基础上加以改进而形成。

试验器具：高约 46 cm 带扶手的椅子。

试验方法：受试者穿平常用鞋，坐扶手椅，背靠椅背，双手平放于扶手。如果使用助行具（如手杖、助行架），则将助行具握在手中。要求受试者从座椅站起，以舒适且安全的步速向前直线行走 3 m，然后转身走回座椅，转身坐下，计算总时间，结果精确至 0.01 s。

注意事项：正式测试前允许患者练习 1～2 次，以确保患者理解测试过程。

4. SPPB 综合风险评估

简易体能状况量表（SPPB）是由美国国立卫生研究院下属国家老龄化研究所（NIA）开发的评估肌肉力量及功能的综合性工具，同时能反应受试者步行能力与跌倒风险。SPPB 由三部分组成，分别是平衡试验、4 m 行走试验、5 次起坐试验。每一部分计 0～4 分，总分 12 分，测试得分越高，代表肌肉功能越好，跌倒风险越低。

填表要求（表 2-3）：

（1）平衡试验（图 2-7）

测试时受试者可以挥动手臂或用其他方式（不借助外物）保持平衡，但脚不能移动。当受试者脚部出现移动、难以维持平衡或者持续站立超过 10 s 则停止计时。当受试者在双脚并列站立和（或）半脚错开站立项目中得 0 分，则终止平衡试验。

（2）4 m 行走试验

试验场地要求用胶带或其他明显标志物在地面标注 4 m 的直线距离，测试区域前后保留 0.6 m 的无障碍空间。试验开始

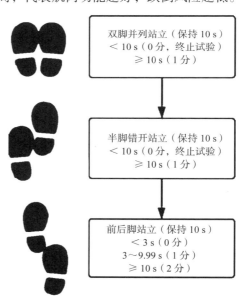

双脚并列站立（保持 10 s）
< 10 s（0 分，终止试验）
≥ 10 s（1 分）

半脚错开站立（保持 10 s）
< 10 s（0 分，终止试验）
≥ 10 s（1 分）

前后脚站立（保持 10 s）
< 3 s（0 分）
3～9.99 s（1 分）
≥ 10 s（2 分）

图 2-7　平衡试验

前让受试者双脚站立于开始线上，开始步行时秒表计时。测试时受试者以正常步态速度通过 4 m 的直线距离，行走时如有必要可以借助助行具（如手杖、助行架），当受试者的一只脚触碰终点线时停止计时。测试进行 2 次，以最快用时进行评分。

（3）5 次起坐试验：要求同前 P31。

表 2-3　简易体能状况量表

评估项目		得　　　分					评分
		0 分	1 分	2 分	3 分	4 分	
平衡试验	双脚并列站立	未尝试或 < 10 s	≥ 10 s	—	—	—	
	半脚错开站立	未尝试或 < 10 s	≥ 10 s	—	—	—	
	前后脚站立	未尝试或 < 3 s	3～9.99 s	≥ 10 s	—	—	
4 m 行走试验		不能完成	> 8.70 s	6.21～8.70 s	4.82～6.20 s	< 4.82 s	
5 次起坐试验		不能完成或 > 60 s	16.70～60 s	13.70～16.69 s	11.20～13.69 s	< 11.19 s	

> **关 键 词**
>
> AWGS 2019 推荐切点值为 SPPB 总分 ≤ 9 分为异常。

第 四 节

是否肌少症，专业医疗一锤定音

　　AWGS 2019提出"肌少症可能"这个概念，指肌肉力量下降和（或）身体功能下降。发现"肌少症可能"，如果通过个人自测和社区综合评定后发现异常，可去医疗机构进一步确诊，医生除了遵循肌少症诊断流程外，还会帮助患者积极寻找潜在原因，特别是可逆性原因，并提供个体化干预方案。

　　上级医疗机构和研究机构诊断肌少症的方法常常在基层医疗机构检查的基础上增加一些特殊项目，往往需要大型的仪器或较大的场地。

肌量测定

　　医疗机构测定肌肉质量的仪器除了BIA外，常用CT、超声、MRI和DXA。

1. CT——理论上评估肌肉质量的"金标准"

　　CT用于骨骼肌含量测定的原理是当X线透过人体时，骨骼肌、脂肪组织、骨骼和内脏器官等不同组织和器官对X线的衰减作用存在明显差异。该方法可直接反映人体特定部位的肌肉质量，并且通过计算肌肉密度，更精确地评估肌肉的质量和结构特征，因此，CT被认为是评估肌肉质量的"金标准"（图2-8）。

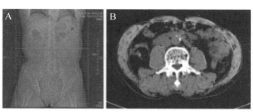

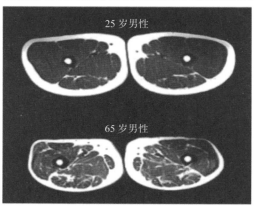

25岁男性

65岁男性

图2-8　CT肌肉横截面积测定

目前，应用 CT 对人体骨骼肌含量的测定方式主要测量第三腰椎（L3）和大腿中部的肌肉横截面面积，再根据横截面面积计算骨骼肌指数。骨骼肌指数可以代表骨骼肌含量，将骨骼肌指数与人群临界值做比较，从而评估患者的总骨骼肌含量。由于 CT 测定操作难度较大，费用相对较高，且测定过程中受试者存在一定的射线暴露，目前不适用于大样本人群筛查，但是对于住院患者，尤其是手术、肿瘤、重症患者的肌少症评估诊断及临床结局分析，具有应用价值。

2. 磁共振成像（MRI）

MRI 可以准确评估肌肉质量，与 CT 相比，其优点在于受试者在测量过程中没有射线暴露，但该方法费用昂贵、无法计算肌肉密度、全身 MRI 耗时长、缺乏正常参考范围和诊断界值，因此也不适用于大样本的人群筛查。此外，MRI 易受体内放置的金属或电子设备干扰，因此在实际应用中受限。

3. 超声评估

超声评估在科研中被用于肌肉质量测定，具有较高的可靠性和有效性。欧洲老年医学会肌少症学组提出了使用超声波评估肌肉质量，包括测量肌肉厚度、横截面积、肌束长度、肌翼夹角和回声强度。超声评估技术具有无创、便携、重复测量、廉价等优点。

4. 双能 X 线吸收法（DXA）

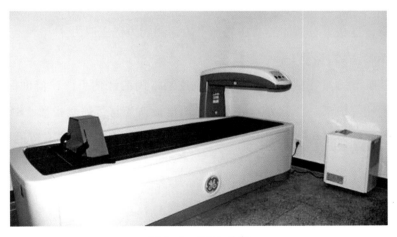

图 2-9　DXA 诊断

DXA 是常用的肌肉质量评估影像学手段，具有放射暴露量低、能清晰区分不同组织成分等优点，是 CT、MRI 理想的替代工具，但设备的不可移动性限制了其广泛应用。

注意事项：使用 DXA 时，被测者应取下会影响测量结果的金属物件，穿不含金属拉链及纽扣的衣服测量，在测量前 3～5 天内不服用或注射放射性核素或其他射线无法穿透的药剂。

肌肉力量

1. 握力器测量

测量方法：使用握力器时选取站立或坐位，上臂下垂，90°屈肘测量。测量握力时用优势手或两只手分别以最大力量等距收缩，至少进行 2 次测试，选取最大读数，测量结果精确至 0.1 kg。

注意事项：液压握力器的测量结果可能大于弹簧握力器，因此不同仪器的测量结果不能相互比较。

2. 膝关节屈伸力量评估

以膝关节屈伸力量为代表评估下肢肌肉力量。借助设备可评估膝关节屈伸活动时等长或等速收缩的最大肌力与功率，与单纯的力量相比，膝关节屈伸功率下降速度更快，且功率对整体活动功能水平的预测能力优于肌力。

3. 呼吸肌群力量评估

在呼吸肌群力量评估方面，呼气峰流速是常用的评估手段，借助简单、廉价的装置可快速完成评估。此外，最大吸气压也被认为与骨骼肌指数（SMI）、膝关节屈伸力量及握力存在统计学相关，但目前这方面的研究有限，有待进一步完善。

身体功能

身体功能评估的方法有 400 m 行走。

试验场地：试验场地要求 400 m 无障碍测试区域间。

试验方法：试验开始前让受试者双脚站立于开始线上，开始步行时秒

表计时。测试时受试者以正常步态速度前进 400 m，当受试者的一只脚触碰终点时停止计时。记录试验，精确至秒，中途无法完成的退出试验。

注意事项：测试过程中以日常步速行走，途中不进行加速或减速，行走时如有必要可以借助助行具（如手杖、助行架等）。

其他测试方法

生物标志物

生物标志物的开发和验证可能是诊断和监测肌少症的一种简单和经济有效的方法。潜在的生物标志物可能包括神经肌肉连接的标志物、肌肉蛋白转换、行为介导的通路、炎症介导的通路、氧化还原相关因子、激素或其他合成因子。然而，由于肌少症复杂的病理生理学，不太可能有单一的生物标志物可以在年轻人和老年人的异质性人群中识别该疾病。因此，EWGSOP 2 推荐考虑开发多个血清标志物和组织标志物等生物标志物去判断肌少症。

第 五 节

肌少症最新专家共识

欧洲专家提出肌少症分级诊断

欧洲老年人肌少症工作组于 2018 年召开会议（EWGSOP 2），总结了近 10 年来肌少症最新研究成果，修正了肌少症诊断标准，并发布了新的肌少症病例发现、诊断以及严重性评估流程，流程具体为病例发现—评估—确诊—严重程度评价（P18 图 1-6）。

1. 肌少症是一种进行性和全身性骨骼肌疾病

EWGSOP 2 认为，肌少症是一种进行性和全身性骨骼肌疾病，其不良结局与跌倒、骨折、身体残疾和死亡率增加相关。新修订的指南认为，肌力最为重要，低肌力比低肌量更能预测肌少症不良结局。新的共识对肌少症的定义做了更包容的解释，认为肌少症的发展除了增龄之外，也可以始于生命早期除了衰老之外的许多其他因素。

2. 低肌力作为首要诊断参数

EWGSOP 2 使用低肌力作肌少症评价的首要参数，认为肌力是目前衡量肌肉功能的最可靠指标。当发现肌力低下时为"肌少症可能"；当发现肌力低下并伴有肌肉数量或质量低下存在时，诊断为肌少症；当出现肌力低、肌肉数量或质量低下及身体功能均低下时，诊断为严重肌少症（表 2-4）。

鉴于肌少症诊断的检测方法和工具众多，不同方法各有优缺点，因此在选择上可能取决于患者状况（残疾情况、活动能力）、不同的医疗场所（社区、诊所、医院或研究中心）可获得的医疗资源，或不同的检测目的（临床研究监测进展、康复、随访观察，表 2-5）。

表 2-4　欧洲肌肉衰减症的诊断评估切点

	男 性 切 值	女 性 切 值
肌肉力量		
握力	< 27 kg	< 16 kg
起坐试验	5 次用时 > 15 s	
肌肉质量		
四肢骨骼肌质量（ASM）	< 20 kg	15 kg
四肢骨骼肌质量 / 身高 ^{2}（ASM/height^2）	< 7.0 kg/m^2	< 5.5 kg/m^2
身体功能		
步速	≤ 0.8 m/s	
SPPB	≤ 8 分	
TUG 测试	≥ 20 s	
400 m 行走试验	不能完成或大于 6 min 完成	

亚洲专家提出"肌少症可能"概念

亚洲肌少症工作组（AWGS）汇总亚洲国家及地区 2014 年至 2019 年肌少症最新研究进展，于 2019 年在中国香港举行 AWGS 会议，并发布 AWGS 2019。相比 AWGS 2014，AWGS 2019 更新了筛查评估诊断流程（P19 图 1-7）以及部分诊断切点和治疗方案。

考虑到基层医疗机构仪器不足，新共识推荐对于不同级别的医疗机构采用不同的肌少症诊断策略，并提出"肌少症可能"概念，为基层医疗机构提供了更为切实可行的诊疗流程及对肌少症风险人群的早期识别及干预。

1. 肌少症与骨骼肌的年龄相关性

因亚洲肌少症有关数据相对有限，AWGS 保留肌少症最初定义的"骨骼肌质量的年龄相关性损失加上肌肉力量的损失和（或）身体性能的降低"。老年人的界限为 ≥ 60 岁或 ≥ 65 岁，取决于各国对"老年人"的定义。

2. 早筛查、早诊断、早干预

AWGS 2019 参考了 EWGSOP 2 肌少症评估诊断流程，提出适用于社区基层医疗机构、医院及研究机构的诊疗路径。肌少症早筛查、早诊断、早干预将能获得更大的远期健康收益，因此 AWGS 2019 对仪器缺乏的基层医疗机构提出"肌少症可能（possible sarcopenia）"的概念，即肌肉力量下降和（或）躯体功能下降；并推荐对"肌少症可能"居民进行生活方式干预和相关健康教育，也鼓励转诊至医院进行诊断；但无论最后是否确诊，生活方式的干预应贯彻始终。在医院和研究机构中，医师按照流程做出肌少症诊断时，同时还应积极寻找潜在原因，特别是可逆性原因，并对患者提供恰当的个体化干预方案。

3. 中国老年人肌少症诊疗专家共识（2021）

截至 2020 年底我国 60 岁及以上老年人口高达 2.64 亿，是全世界老年人口最多的国家，老龄化问题突出，肌少症将成为未来我国老年人面临的重大健康问题。基于肌少症防控的严峻局面以及近年来肌少症相关的新证据新研究不断推出，中华医学会老年医学分会、《中华老年医学杂志》编辑委员会专家根据国际规范并结合我国国情，编写了适合我国老年肌少症患者的诊疗规范共识。

共识亮点

1. 综合目前的肌少症评估手段，该共识推荐使用 AWGS 2019 的评估诊断切点值（P19 图 1－7）。

2. 该共识还建议大型综合医院或专科医院医疗人员在评估和诊断肌少症的同时应进一步评估以明确可能存在的继发性肌少症病因。

3. 对于已明确诊断肌少症的老年人，应进行个性化的干预，改善患者不良生活方式，进行膳食干预、蛋白质补充、抗阻和有氧训练，并在必要时进行药物干预。

4. 建议进行不良事件风险评估，从而提供恰当的干预方案，以阻止和逆转肌少症的发展，预防肌少症不良事件的发生（表 2－5）。

表 2－5　老年人肌少症相关的不良风险及其评估方式

不良风险	评 估 方 式
衰弱	生理衰弱评估量表（PFP）、衰弱指数量表（FI）、临床衰弱量表（CFS）
跌倒	Morse 跌倒危险因素评估量表（MFS）
失能	日常生活能力量表（ADL）、工具性日常生活活动能力量表（IADL）

（续表）

不良风险	评　估　方　式
认知功能下降	简易智能评估量表（MMSE）、蒙特利尔认知评估量表（MoCA）
抑郁	老年人抑郁量表（GDS）

共识为主，因国而异

目前国际上已经发布了六版肌少症评估诊断专家共识，分别是 AWGS 2014、AWGS 2019、EWGSOP 1、EWGSOP 2、IWGS 及美国国立卫生研究基金会（FNIH）。不同地区的诊断标准切点因人群体质不同而存在差异（表 2-6）。

表 2-6　不同地区肌少症的诊断标准

变　　量		四肢骨骼肌量（ASM）	肌力（MS）	身体功能（PP）	诊断标准
AWGS 2014	肌少症	ASM/身高^2：DXA（男 < 7.00 kg/m^2，女 < 5.40 kg/m^2）BIA（男 < 7.00 kg/m^2，女 < 5.70 kg/m^2）	握力：男 < 26 kg女 < 18 kg	步速 ≤ 0.8 m/s	低 ASM+ 低 MS 和（或）低 PP
AWGS 2019	肌少症	ASM/身高^2：DXA（男 < 7.00 kg/m^2，女 < 5.40 kg/m^2）BIA（男 < 7.00 kg/m^2，女 < 5.70 kg/m^2）	握力：男 < 28 kg女 < 18 kg	5 次起坐时间 ≥ 12 s	低 ASM+ 低 MS 或低 PP
	严重肌少症			SPPB ≤ 9步速 < 1.0 m/s	低 ASM+ 低 MS + 低 PP
EWGSOP 1	肌少症	ASM/身高^2：DXA（男 < 7.26 kg/m^2，女 < 5.50 kg/m^2）BIA（男 < 8.87 kg/m^2，女 < 6.42 kg/m^2）	握力：男 < 30 kg女 < 20 kg	步速 ≤ 0.8 m/s	低 ASM+ 低 MS/低 PP
	严重肌少症				低 ASM+ 低 MS + 低 PP
EWGSOP 2	肌少症	ASM/身高^2：DXA 或 BIA（男 < 7.00 kg/m^2，女 < 5.50 kg/m^2）	握力：男 < 27 kg女 < 16 kg5 次起坐时间 > 15 s	—	低 ASM+ 低 MS
	严重肌少症			步速 ≤ 0.8 m/s5 次起坐时间 ≥ 15 sSPPB ≤ 8TUG ≥ 20 s	低 ASM+ 低 MS + 低 PP

（续表）

变　　量		四肢骨骼肌量 （ASM）	肌力 （MS）	身体功能 （PP）	诊断标准
IWGS	肌少症	ASM/身高^2： DXA（男＜ 7.23 kg/ m^2，女＜ 5.67 kg/m^2）	—	步速＜ 1.0 m/s	低 ASM+ 低 PP
FNIH	肌少症	ASM/BMI： DXA（男＜ 0.798 m^2， 女＜ 0.512 m^2）	握力： 男＜ 26 kg 女＜ 16 kg	步速＜ 0.8 m/s	低 ASM+ 低 MS 和（或）低 PP

EWGSOP：欧洲肌少症工作组；IWGS：国际肌少症工作组；AWGS：亚洲肌少症工作组；FNIH：美国国立卫生研究基金会；DXA：双能 X 线吸收法；BIA：生物电阻抗分析法；SPPB：简易体能状况量表；TUG：起立-行走计时测试。

危「肌」四伏

由疾病导致的继发性肌少症

都说人吃五谷，
生病吃药在所难免。
人一旦不舒服，
最先受影响的肯定就是食欲。
特别是那些慢性病患者，
吃得少，动得少，想得多，
长此以往，
"你怎么瘦了那么多？"
你可知道，
在别人眼中所谓的"瘦"，
并不仅仅是肉眼可见的掉秤，
更重要的，
是掉秤背后的肌少症！

第　一　节

肿瘤合并肌少症

山雨欲来风满楼

张大爷最近陷入了苦恼中，今年 69 岁的他自认为身体健康，但近半年来他感觉身体机能有些变化，精神不振，食欲不佳，偶有上腹隐痛，体重莫名减轻。察觉异样的张大爷去医院做了胃镜检查，结果却吓坏家人，他被诊断为进展期胃癌（分期 $T_3N_1M_0$）。细心的医生在给张大爷做完胃癌病情介绍及评估后，还给他做了营养风险和肌少症的筛查，告知张大爷他同时合并肌少症。胃癌是恶性肿瘤，但肌少症是个什么病？跟肿瘤有什么关系？又有哪些危害？张大爷有点茫然……

在与医生的交谈中，张大爷逐渐意识到自身的肌少症典型表现：近期体重减轻、日常活动耐力变差、力量下降，好几次因腿脚乏力站立不稳，险些跌倒等。同时，医生指出张大爷的一些不良生活习惯，都与肌少症的发生关系密切：比如，每天缺乏必要的身体活动，独爱久坐打麻将和下象棋；再者听信瘦点才叫健康的理论，自行控制饮食，吃得少，素食为主，膳食种类单一。

数据解读

1. 恶性肿瘤患者总体营养不良发生率为 39.0%，不同类型肿瘤患者营养不良发生率为 13.9%～66.7%。

2. 合并肌少症的肿瘤患者化疗效果欠佳，机体对药物的耐受性更低，化疗不良反应显著增加。罹患肌少症的肿瘤患者中约半数会出现化疗不良反应，在无肌少症患者中不良反应发生率仅为 20% 以下。

肿瘤加速肌肉流失

人体肌肉的结构质量及功能在 20～40 岁处于最佳状态。但研究表明，自 30 岁后，成年人的肌肉组分就以每年 1%～3% 的比例丢失。老年人群体中由于蛋白质合成功能减退、激素水平变化、脂肪组织重新分布等生理改变，肌肉质量必然随着年龄增长而减少得更快；肿瘤等消耗性的疾病可促进肌肉非正常途径流失，大大加速肌肉减少这一过程，增加患者罹患肌少症的风险。

肌少症在 60 岁以上人群中发病率为 6.8%～18.5%，在肿瘤患者群体中发病率明显升高，其中又以胃癌为最，在胃癌晚期患者中可达 28.8%～50%。上文中的张大爷在 69 岁罹患胃癌，正是肌少症的高危人群。但由于目前尚未将高危人群的肌少症风险纳入常规筛查，且个体缺乏对肌少症的科学认知，很多中老年肿瘤患者，面对肌少症引起肌肉的力量减少、强度下降、功能减退等典型表现，并未引起足够重视，而是把注意力都集中到肿瘤及其治疗本身。例如上文中张大爷，若未经医生提醒，很可能还继续保持不良的生活习惯，如此必然加速肌少症病程，甚至有可能加重肿瘤疾病的病情，影响其治疗效果。

肌少症围着肿瘤"转"

肿瘤患者肿瘤的发生部位、良恶性程度、病程进展速度不同，抑或社会心理因素参与，导致肌少症的发生发展、影响程度存在明显个体差异性。肿瘤对肌少症的影响主要包括以下几个方面：

1. 恶液质消耗

肿瘤患者恶液质与肌少症的发生关系最为密切。恶性肿瘤细胞生长分裂速度快，能量需求高，会与人体正常细胞"争夺"营养，从而导致患者消瘦、营养不良，导致人体三大营养物质（葡萄糖、蛋白质、脂肪）代谢失衡，主要表现：葡萄糖利用率低，蛋白质的分解代谢增强。肌肉作为最大的蛋白质库，储存着人体大约 60% 的蛋白质，首当其冲受到异常代谢状态的影响被消耗分解，就好比"将好家具拆了当柴烧"。因此，尤其是对于中晚期胃癌、食管癌、肝癌患者，其骨骼肌整体蛋白质含量下降，功能受损，这大大增加了肌少症的发生率，表现为中重度营养不良却对营养支持治疗不敏感；有相当一部分晚期肿瘤患者会出现全身无力、完全卧床、生活不能自理等情况，进一步可进展为身体功能失调，多脏器功能衰竭乃至死亡。

2. 肿瘤相关的饮食障碍

肿瘤引起的营养物质摄入减少、消化吸收障碍是肌少症加重的重要原因。有研究表明新诊断的肿瘤患者中有食欲不振表现者约占半数，且可将其作为肿瘤早期的唯一表现，癌性厌食是影响肿瘤患者生存率的独立危险因素。其原因可能是肿瘤增殖过程中大量营养素（脂溶性或水溶性维生素、锌铜铁等微量元素）的消耗，抗肿瘤治疗过程的不良反应（如恶心呕吐、腹胀腹泻）导致的主观厌食，肿瘤自身分泌的炎性介质［白细胞介素-1（IL-1）、白细胞介素-6（IL-6）、肿瘤坏死因子（TNF-α）］干扰食欲调节信号等；另一方面，肿瘤引起的消化道梗阻也是肿瘤相关性饮食障碍的主要原因。以中晚期食管癌为例，其典型表现即食管腔逐渐狭窄、进行性吞咽困难。长期的进食障碍导致患者营养物质长期摄入不足，患者逐渐脱水、消瘦，最终出现恶病质状态。因此，肌少症常与肿瘤并行出现，且与之相互影响，并形成恶性循环。

3. 手术相关的长期卧床和运动受限

肿瘤患者围手术期长期卧床也会导致肌少症加重。患者术后受长时间床边补液、引流管冲洗管限制等影响，自主活动减少，这会增加营养不良和感染的风险，后者会进一步导致人体蛋白消耗，加重肌少症。

4. 心理因素

许多患者往往对肿瘤及肌少症缺乏科学的认知，心理防线易崩溃，出现精神状态紧张、夜间睡眠质量差、精神性厌食，导致免疫力低下、抗打击能力降低等，继而大大加剧了肌少症的发生风险。研究表明情绪消极的患者往往缺乏必要的信任配合，不良事件甚至意外情况的发生率往往很高；而有着积极乐观心态的患者在就医过程中依从性更强，在抗肿瘤治疗过程中积极主动，这类患者治疗效果及临床预后也更好。

识得肌少症"真面目"

肌少症对肿瘤患者的影响可贯穿整个肿瘤治疗过程。

1. 影响肿瘤患者术后近期、远期预后

研究表明合并肌少症的肿瘤患者术后并发症发病率明显偏高。短期内肌少症可导致手术伤口经久不愈，易合并细菌感染，限制了患者早期下床活动；呼吸肌疲乏无力，参与咳嗽反射的肌肉功能减退，呼吸功能受损，痰液不易被咳出，引发人体酸碱平衡失调、肺部炎症感染等。长远来看，肌少症可影响肿瘤的治疗效果。有研究表明，对于同样经手术根治的肿瘤患者，合并肌少症者预期寿命更短。同时，合并肌少症的肿瘤患者化疗效果欠佳，人体对药物的耐受性更低，化疗不良反应显著增加。数据显示罹患肌少症的肿瘤患者中约半数会出现化疗不良反应，在无肌少症患者中不良反应发生率仅为20%以下。

2. 增加营养风险

有研究显示，恶性肿瘤患者总体营养不良发生率为39.0%，不同肿瘤类型患者营养不良发生率为13.9%～66.7%。当肿瘤合并肌少症时，因为长期慢性炎症产生的炎症因子传递分解代谢增强的信号，具体表现为慢性进行性无明显感知的消瘦、体重下降，经常伴有乏力、食欲消减甚至厌食、饱腹感等，且对营养干预手段不敏感，故住院患者的营养风险明显增大。

3. 影响骨骼肌功能，增加跌倒风险

由于肿瘤合并肌少症的长期双重慢性消耗，老年患者通常身体比较虚弱，若肌肉张力下降，功能不全，患者会久站不能，站立不稳，跌倒风险增加；若合并骨质疏松，则骨折、感染、血栓、伤残、瘫痪甚至死亡等不良事件发生率明显增加，使患者独立生活能力减退乃至丧失，对其他疾病易感性提高，也给肿瘤本身的治疗带来不必要的难度。

4. 延长住院时间，增加住院费用

以胃癌施行手术治疗的患者为例，平均住院时间约为2周；一项研究指出胃

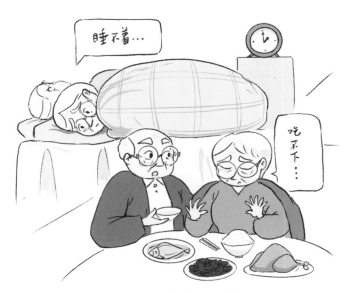

图 3-1 常见生活问题

癌术后最常见并发症依次是胃排空延迟、肺炎、胃瘫、吻合口瘘等，总体并发症率为 13.4%，且胃排空延迟是导致住院时间延长的最常见并发症，而吻合口瘘则是对住院费用增加影响最大的并发症。胃癌患者术前肌少症和营养不良发病率都很高，手术创伤加上术后并发症会进一步加剧肌肉流失，导致不良临床结局。

找对方法，打一场康复持久战

对于合并肌少症的肿瘤患者，其治疗原则是在根治原发病灶（肿瘤）的同时，积极治疗肌少症。必要时，可邀请临床营养科医生、营养师共同会诊或咨询肌少症专病门诊。

1. 运动干预

长时间的运动量低下及久坐行为会导致肌肉合成蛋白质的量减少，且因疾病导致长期卧床、活动受限的患者，往往会有肌肉的加速萎缩，而肌肉减少使身体活动更加受限。运动可促进肌肉的新陈代谢，增强力量和改善功能。推荐健康的中老年人规律做抗阻力运动和有氧运动预防肌少症。

确诊的肿瘤患者需要行手术治疗的，术前在有条件的情况下可行预康复治疗，包括左右手握力的锻炼、每日快速步行训练身体平衡性及协调性、吹气球锻炼心肺呼吸功能，以及规律的有氧抗阻力训练等。

2. 营养支持治疗

增加蛋白质的摄入是营养干预的主要方式，常规推荐量是 1.0～1.5 g/（kg·d）。推荐富含优质蛋白质的食物如鸡蛋、牛奶、鱼肉、禽类等。高蛋白质饮食联合有氧抗阻运动不仅能有效促进肌肉质量的增加，也会减少因衰老、疾病导致的肌肉质量减少。

3. 药物治疗

肌少症尚无获批的特异性治疗药物。研究表明，适量补充含维生素 D、ω-3 多不饱和脂肪酸、亮氨酸、肌酸等，对促进肌肉合成和减少其分解有一定的益处。

4. 出院后的营养和运动康复

患者术后康复及抗肿瘤的后续治疗是一场"持久战"。患者在复查时应积极进行定期的营养状态和肌少症相关的评估，以便及时予以营养干预；患者居家时也应循序渐进地开展运动锻炼，以维持或逐渐提高体力活动水平。患者家属也应为

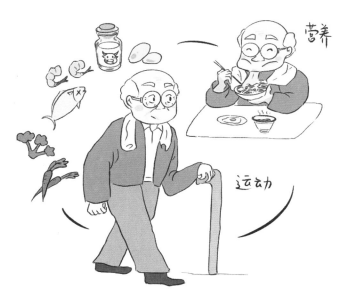

图 3-2　营养和运动

其创造良好的居家及户外锻炼环境，并积极扮演督促、帮扶的角色。

根据张大爷的实际情况，最终医生为其施行手术治疗。术前根据评估及诊疗建议，行预康复训练，并且积极改善营养，以良好的身体状态接受手术。术后张大爷恢复顺利，病情平稳。出院后，张大爷遵循医嘱改变生活习惯，每日行必要的身体锻炼，规律行有氧抗阻力运动，增加优质蛋白摄入，调整健康心态，并定期进行肿瘤的后续复诊、营养评估及肌少症筛查，准备接受下一阶段的化疗。

【快问快答】

1. 哪些肿瘤易合并肌少症？

答：恶性程度深、进展速度快、消耗量大的肿瘤易合并肌少症，中晚期胃癌合并肌少症发病率最高，其次是肝癌、肠癌、乳腺癌等。

2. 肿瘤患者如确诊为肌少症，需进行术前预康复治疗，会造成病情发展延误治疗时机吗？

答：暂无充分的证据能表明术前短时间预康复一定会延误治疗。有研究表明结直肠恶性肿瘤患者术前花3周时间行预康复，不会使病情有严重进展，反而能有助于降低术后并发症风险。手术在根治肿瘤的同时，对机体而言也是一种创伤打击。术前营养风险高、骨骼肌状态差的患者更容易出现严重的术后并发症，并影响手术疗效。综合利弊而取舍，如肿瘤患者经营养风险及骨骼肌功能评估后，确定有必要行预防和康复治疗，应克服畏难情绪，积极配合治疗，以确保手术的安全性和疗效。

3. 肿瘤患者术后应该多卧床休息还是适度运动？

答：应在医护人员的指导下积极进行适度运动。对于经历肿瘤切除手术的患者，尤其是术后需要长时间住院的患者，长期卧床并不能起到保存体力、加速康复的作用。缺乏必要的身体活动，反而有可能进一步加重肌少症。同时，长时间的卧床还会导致咳痰不畅、胸腹腔炎性液体引流受阻，增加术后感染风险。值得注意的是，许多患者术后往往身上连接着输液管、引流管及心电监护等设备，且部分患者手术切口较大，容易崩裂，因此，患者的术后运动一定要在医护人员的指导和监督下循序渐进地开展，从而达到改善术后骨骼肌功能，加速康复的目的。

第 二 节

围手术期与肌少症

陈老伯为什么越来越"苗条"

72 岁的陈老伯，一直以"苗条"老汉自居。他与老伴感情很好，一起买菜做饭，一起坚持每天在小区锻炼半小时，由于养生到位，因而退休多年身材一点没走样。

去年开始，陈老伯时常感觉上腹部饱胀或隐痛，进食后饱胀、呃逆，于是三餐进食变得不规律，食量也明显减少，人因此清瘦了不少。老伴不放心，坚持让陈老伯就医检查，结果被诊断为胃癌。

很快，医院通知陈老伯入院，并做了胃大部切除手术。手术顺利，术后没有发生严重并发症，不久，陈老伯便出院回家休养。

出院后，陈老伯很少到户外活动，更多的是居家卧床。饮食基本以汤类和白粥为主，感觉良好时偶尔吃些软饭，每次老伴想让他吃些蔬菜或者肉类，他总担心消化不良而不敢尝试。出院一个多月，陈老伯体重不增反而下降 3.5 kg，还时常感觉手脚无力，这让二老愁眉不展。

数据解读

1. 截至 2019 年末，我国 65 岁及以上人口在总人口中占比 12.6%。居家老年人、敬老院及住院老年人中营养不良的发生率达 15%～60%，尤其是 80 岁以上老年人的营养不良发生率最高。

2. 60～70 岁老年人肌少症发病率为 20% 左右，75 岁以上老年人肌少症发病率为 11%～50%。

3. 相较整体水平，有营养不良的消化道肿瘤患者住院天数平均延长 6 天，30 天内再入院比率增加近 10%，在院时死亡率增加 5.2%。对非重症监护室住院患者的统计显示，有营养不良的患者，住院时间大于 7 天的比例比无营养不良的患者高 24%，轻度和重度营养不良患者在住院 30 天内的并发症发生率分别是无营养不良者的 2.1 倍和 3.3 倍。重症监护室伴重度营养不良的患者死亡率是无营养不良者的 3.33 倍。

4. 2000 年，美国有关肌少症的直接医疗费用每年约 185 亿美元，占总医疗费用的 1.5%。2016 年统计显示，伴有肌少症的住院患者住院费用相对增加了 34% ～ 58.5%。

营养不良 ≠ 瘦

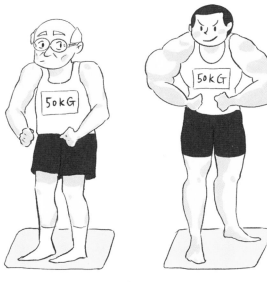

图 3-3　营养不良 ≠ "瘦"

大部分人都能理解"营养不良"所代表的意思，最直观的表现就是"瘦"。然而，"瘦"仅仅是一种外观上的表现而已，有些人尽管瘦，但肌肉发达，身体素质良好。其实，在医学上，我们可以用肌肉含量更客观地评价人体营养状况。

肌肉是人体重要的组织，是人体的蛋白质库，拥有全身蛋白质总量的 60%。肌肉减少或消耗是生理老化过程，也是一种常见的临床病症。肌少症在老年群体中最为常见，一方面，肌少症是和年龄增长相关而出现的肌肉减少；另一方面，疾病状态或营养不足也会造成肌肉组织的丢失，表现为肌少症。

当围手术期撞上肌少症

围手术期包括等待手术期间、手术期间和手术后 3 个时期，每个时期都有发生营养不良和（或）肌少症的可能性。而在这一时期，由于疾病、治疗以及心理等各种因素的影响，很容易因为营养摄入的进一步减少导致肌肉组织丢失，进而导致营养不良发生而影响疾病预后和康复。

1. 手术前，避之不及的肌少症

对老年人而言，一方面因为生理功能下降影响咀嚼吞咽能力，每天饮食量自然比不上年轻力壮时，加上年龄的增加，老年人往往会患上两种甚至更多的疾病，长期使用药物可能影响进食情况；另一方面，疾病本身，尤其是消化道疾病，容易发生恶心呕吐、腹胀腹痛，直接导致食欲不佳，摄入量明显较少。由于能量和蛋白质摄入减少，体重丢失最主要的部分就是肌肉了。因此，没有良好的营养摄入，很有可能术前就发生营养不良和（或）肌少症。这也是为什么陈老伯在明确诊断前就变"瘦"了的原因之一。

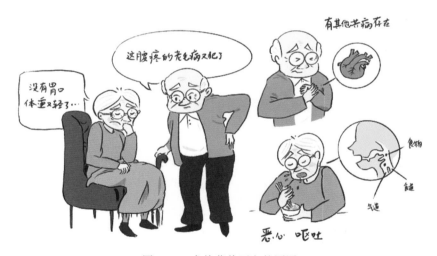

图 3-4　术前营养不良的原因

2. 手术进行时 & 重症监护室

无论对哪个年龄段而言，手术都是一种急性创伤和应激，会对人体产生严重的损伤。手术过程中可能发生失血，这也是造成蛋白质大量丢失的过程。一些手术范围较广、病情较重的患者，手术后需要在 ICU 度过数日；因治疗需要，患者往往在手术前几天和术后无法进食，加上 ICU 的重要职责是维持术后患者生命体征的稳定，使其能平稳度过这一危重时期，一般营养支持可能延迟数天给予，造成能量和蛋白质进一步缺乏。类似张老伯胃大部切除术，患者往往在术前和术后早期就难以进行经口饮食。缺少了食物来源，想要维持肌肉组织几乎是不可能的。

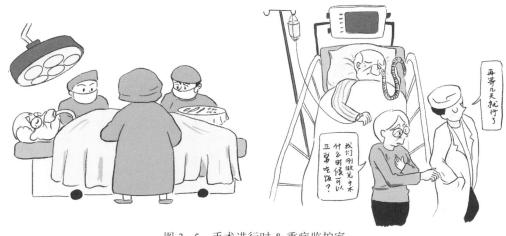

图 3-5　手术进行时 & 重症监护室

3. 出院并不等于万事大吉

住院治疗仅仅是疾病治疗的一小部分，通常在解决疾病最主要的问题之后，患者便会出院开始疾病康复过程。然而，在这一过程中，营养不良依旧是老年患者常见的问题，最为明显的就是回家后不知道能吃什么、该怎么吃，造成很多老年人不敢吃或者胡乱吃，导致能量和蛋白质来源不足。同时，因为缺乏家人的照护或者看护不当，多数老年患者术后长期卧床，缺乏锻

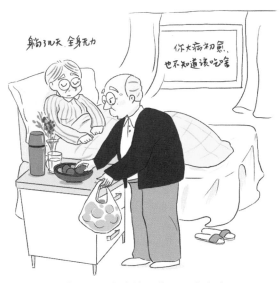

图 3-6　出院并不等于万事大吉

炼，造成体重尤其是肌肉质量进一步下降。那些同时存在其他疾病的老年患者，更容易发生营养不良和肌少症。

围手术期，肌少症危害知多少

外科医生对需要进行手术治疗且伴有营养不良的患者会持谨慎态度，主要是因为营养不良常见的表现是低蛋白血症，后者可能影响到患者术后伤口愈合和免疫功能降低。在应激创伤情况下，营养不良的患者更容易发生诸如感染等并发症和多器官功能衰竭，这也导致这类患者 ICU 和住院时间延长，费用和死亡率上升。

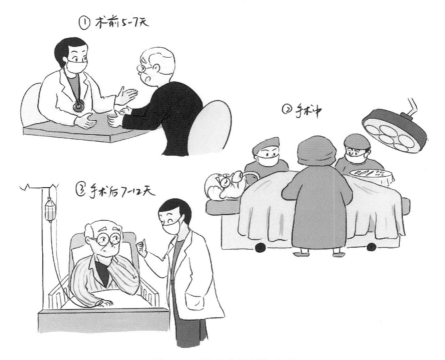

① 术前5-7天　② 手术中　③ 手术后7-12天

图 3-7　围手术期创伤应激

存在肌少症的老年人往往受到手术应激和营养摄入减少的双重打击，肌肉含量和力量进一步下降，这直接影响老年患者的平衡功能而容易发生跌倒，失能等不良后果也明显增加。肌肉量与骨密度也呈同步变化，老年患者发生骨质疏松的可能性为正常人群的 3 倍，骨折风险大大增加。肌少症本身也造成老年人提重物能力和下肢负重能力下降、活动减少，加上术后恢复过程中虚弱、情绪低落等问题而极少进行锻炼等，患者长期卧床导致生活质量下降，甚至增加再入院和死亡风险，以及某些共病（如慢性阻塞性肺疾病、糖尿病、肿瘤和心力衰竭）等不良预后。

围手术期肌少症的防治攻略

1. 手术前强化营养

医生应尽量改善患者的血红蛋白、总蛋白和其他营养指标，最大限度提高患者手术耐受性。改善患者营养状况的方案需要根据病情而定，尽量采用肠内营养。对于没有足够时间纠正营养不良的患者，可以采用肠外营养。

患者应积极配合医生治疗，如果能经口进食，应首先保证饮食中优质蛋白质和能量的摄入、维生素和矿物质的补充，同时适当运动，为手术做好准备。

2. 手术期逐步过渡

这一时期对营养不良／肌少症的预防和治疗主要由医生和营养师进行。对于那些术后不影响进食的患者，应结合患者情况给予合适的饮食，从流质、半流质到软食逐步过渡，减少能量和蛋白质进行性亏欠的发生。那些因消化道疾病而手术的患者，考虑到术后营养问题，条件允许时有必要在术中放置营养管以利于术后康复。在无法进行肠内营养时，当患者生命体征平稳时可予以静脉营养支持。

3. 出院后居家康复

术后居家康复是治疗的重要时期。在生理变化的自然规律和手术创伤双重影响下，要保证老年患者尽快康复需要从多方面入手，其中饮食非常重要。老年人应保证摄入充足的食物，以细软食物为主。为延缓肌肉进一步衰减，应常吃富含优质蛋白质的食物，尤其是红肉、奶类及大豆制品；多吃富含 ω-3 多不饱和脂肪酸的海产品，比如海鱼、海藻等。如果饮食不能保证营养充足，可以通过口服营养补充剂来弥补饮食的不足。同时，可以适当增加户外活动时间，多晒太阳并适当补充维生素 D。此外，应定期至医院随访评估。

【快问快答】

1. 怎样的体重对将要做手术的老年患者比较好？

答：虽然目前没有循证依据明确表明需手术的老年人何种体重对预后较好，但有研究显示，BMI（即体重 / 身高 ^{2}）低的老年人病死率和营养不良风险增加，生活质量下降。原则上建议老年人 BMI 最好不低于 20 kg/m^2，最高不超过 26.9 kg/m^2。体重过低或过高均对老年人不利。

2. 术后老年人应如何安排一天的饮食？

答：术后的老年人可以少食多餐，三餐加两顿点心。早餐宜有 1～2 种主食、1 个鸡蛋、1 杯牛奶和蔬菜水果。午餐和晚餐宜有 2 种主食、1～2 种荤菜、1～2 种蔬菜和 1 份豆制品。在两餐间可以各安排一次点心，比如面包、水果和奶制品等，对三餐摄入量较少的老年人，可以安排两次以口服营养补充为主的点心，如肠内营养或特医食品作为对正餐的补充。

3. 老年人术后有明显的吞咽障碍怎么办？

答：可以采用糊状食物。将各类食物蒸煮后，经机械粉碎加工成泥状，质地细腻均匀，稠度适中，以不易松散、不分层、不粘牙、能在勺子上保持形状为宜。

第 三 节

重症监护与肌少症

在 ICU 的那些日子

李奶奶今年 79 岁，有 10 余年的冠心病史，平时胃口一般，体形消瘦。这两年经常便秘，偶尔大便不成形，自以为人老了都这样，李奶奶也没多在意。一周前，李奶奶出现了停止排气排便的症状，去急诊做了肠镜，发现乙状结肠有占位性病变，病理报告提示腺癌，于是入院接受手术治疗。

手术后两天，医生告诉李奶奶可以进食，但因为害怕进食影响伤口生长，有时候进食后又感到恶心腹胀，所以李奶奶每天只吃一些米粥和肉汤；又因为每次起床都感觉头晕，所以总是躺着，很少下床活动。就这样过了十余天，李奶奶的体重比入院前又下降了，只有 46 kg。后来，李奶奶突然发高烧，没多久就出现呼吸困难，被送入 ICU 继续治疗。

在 ICU，医生给李奶奶上了呼吸机，插了多种导管（导尿管、鼻胃管），并用药物维持循环。2 天后，医生判断可以安全使用肠内营养了，于是开始通过鼻胃管泵入营养液。但因为胃回抽量多（＞ 500 mL）及检查需要，鼻胃管泵入营养液总是断断续续。李奶奶在 ICU 又住了 8 天才得以转入普通病房，自我感觉比之前更为疲劳虚弱，体重又跌了 2.5 kg，双下肢有凹陷性水肿，小腿肌肉萎缩明显；进一步的血液检查提示营养指标（白蛋白和前白蛋白）也较低，医生给李奶奶做了握力测试（10 kg）、步行测试（0.4 m/s）及上臂围（17 cm）和小腿围（29 cm）测量，李奶奶被诊断为肌少症。

数据解读

1. 在危重症中，肌少症发生率可高达 60%～70%。

2. 在 ICU 中，每减少 1 cm^2/m^2 的骨骼肌量，死亡风险就增高 7%。

3. 肌少症诊断标准：对大于 65 岁的人群进行步行初步测试（< 0.8～1 m/s），再参考步行测试的结果，进行肌肉量（上臂中部臂围男 < 21 cm，女 < 19 cm；CT 扫描骨骼肌量）或肌肉力量（男 < 26～28 kg，女 < 16～18 kg）测试。

4. 考虑到 ICU 患者大多卧床，采用握力评估肌肉力量或者采用 CT 或者超声的方法评估肌肉量更加可行。

李奶奶为啥会"掉秤"

李奶奶为什么会在短时间内"掉秤"并丢失肌肉那么明显呢？原因是多方面的，具体分析如下：

- 年龄 > 65 岁：生理机能下降影响进食、生活缺少运动，并伴有慢性基础病。
- 消化道恶性肿瘤：消化吸收受到影响，疾病负荷造成肌肉流失。
- 手术：急诊手术缺少术前营养强化，创伤打击，术后禁食。
- 术后康复不佳：进食能量及蛋白质密度低的食物，术后卧床缺乏锻炼，胃肠道功能减退。
- 重症疾病及治疗相关：危重症代谢及治疗增加能量及蛋白质需求，胃排空减慢，检查相关性禁食处理。

李奶奶患上的肌少症指的是跟年龄相关的肌肉量和功能减退。肌少症与疾病状态下的肌肉流失和废用（长期卧床）、炎症反应、急性或慢性疾病导致的摄入不足都有关联，就李奶奶的情况而言，肌少症更可能是混合因素的结果。尤其对老年人来说，随着年龄增加，肌肉量减少尤为常见，其中最显著的肌肉减少发生在下肢。肌肉衰减会对肌肉力量、步态和平衡产生很大的影响，同时也会增加老年人摔倒的风险。

你有没有这些症状

年龄增长、营养不良、认知障碍、多种疾病状态都是肌少症的危险因素。而肌少症的症状比较隐匿，一般来说以低肌肉量或肌力下降、感觉疲惫虚弱为主，而这些会造成行动不便及摔倒，如果不加干预会导致肌肉二次流失，从而进入恶性循环。所以，如果自己或家人具备以上风险因素，并且出现活动力下降，比如行走缓慢或起身困难，一年内反复跌倒等症状，需要引起高度重视。

肌少症"盯"上ICU

在危重症中，肌肉量及力量的丧失是非常普遍的并发症。原因之一是脓毒症，手术和创伤应激状态等都会引起炎症风暴，炎症因子主导的高分解状态、线粒体功能异常、肌肉合成率降低，都会造成大量肌肉的丢失。此外，研究发现，2000年美国已有超一半的ICU患者年龄在65岁及以上，因此发生增龄相关肌少症的概率大幅增高。研究表明，增龄相关的肌少症与缺少运动的生活方式、慢病相关的炎症反应及营养不良相关，这些都会破坏肌蛋白合成与分解间的平衡，从而导致肌少症。在此基础之上，危重症中高发的神经肌肉性衰弱会被放大，从而造成更进一步的肌肉萎缩。还有营养不良（入院前及ICU获得性营养不良）。肌少症的病因复杂，而营养不良是其中一个重要因素，常见原因是能量和蛋白质摄入不足，营养素利用率降低，营养素需求增加。

在ICU的营养治疗策略

因为ICU的特殊性，患者的营养措施主要由医护人员完成，具体如下：

1. 保证足够的能量和蛋白质摄入

一般指南推荐能量目标为 $25\sim30$ kcal/kg，蛋白质目标为 $1.2\sim1.5$ g/kg。首

先，饥饿状态本身会带来一定程度的瘦体组织（骨骼肌）分解代谢效应，但在危重症的急性期，由于显著的炎症和应激反应，分解代谢的程度会远高于饥饿状态。其中，蛋白质代谢率会增加，并且分解代谢会超过合成代谢，这意味着瘦体组织的大量流失。因此，若在入 ICU 前能量和蛋白质摄入不足的基础上叠加急性炎症反应，会对危重症患者，尤其是老年患者造成非常不利的影响（如上文李奶奶术后营养支持不足）。足够的营养支持可以帮助促进蛋白质合成代谢，但遗憾的是，摄入不足（尤其是蛋白质）在医院里非常常见，原因与各种医疗检查需要禁食、患者胃口下降、精神状态欠佳以及客观存在的胃肠道功能异常等有关。

2. 选择合适的喂养途径

肠内营养是首选，在肠内营养喂养量不足的情况下，应考虑部分肠外加肠内营养喂养。目前对于肠外营养的开展时间仍有所争议。尽管欧洲的指南推荐在入 ICU 的 48 h 内应开始肠外营养以预防能量摄入不足，美国和加拿大的指南则建议对于营养状态良好的患者，在考虑肠外营养之前，可以允许近一周的能量摄入不足（考虑到肠外营养相关的并发症）。

3. 肌肉刺激锻炼

危重症患者应尽量避免或减少长期卧床引发的后遗症。研究发现，长期卧床会造成与肌肉合成相关的物质的表达减少。因此，肌肉刺激锻炼在危重症中不仅可以帮助保存肌量，而且可以减少自由基的产生从而减少线粒体损伤。具体策略包括：（1）尽管有各种支撑管（如营养管、引流管等）移位、患者跌倒的风险，仍应在各种辅助器具的帮助下尽快恢复患者的肌肉锻炼；（2）若患者无法移动，则应考虑增加坐位来帮助肺功能的恢复以及辅助其他运动，如主动或被动关节运动；（3）对于有意识障碍、严重呼吸衰竭、休克、神经肌肉阻滞等无法坐位的患者来说，考虑使用替代性肌肉刺激锻炼，如持续被动运动器或神经肌肉电刺激来预防废用性肌肉萎缩和肌肉合成代谢的减少。

4. 早期、定期开展营养评估

在 ICU 中由于体液潴留或卧床，因此体重常缺失或者不能准确反映营养状态。值得注意的是，肥胖人群中也会发生肌少症，但容易被忽视。建议综合考虑实验室检查、营养评价分数、肌肉量评估来做评价。

ICU 的后续营养"接力棒"

虽然在 ICU 里患者和家属好像使不上劲，但是出 ICU 后的后续营养衔接也对康复至关重要，可以做到以下几点：

1. 增加蛋白质　在可进食及无特殊饮食要求的情况下，尽量保证优质蛋白质的摄入。优质蛋白质包括蛋、奶制品、鱼肉、禽肉。如果存在吞咽或咀嚼问题，可借助工具将食物制作为泥状以帮助进食。建议少食多餐（5～6 餐/日），持续刺激肌肉合成。

2. 口服营养补充剂　患者转出 ICU 后若仍无法完成推荐饮食量，可考虑使用营养补充剂。口服营养补充剂通常为全营养素类型，可以帮助患者在种种限制条件（如液量限制，胃口不佳等）下额外补充营养。口服富含必需氨基酸营养剂，有助于肌蛋白合成和对抗年龄相关的肌肉蛋白质合成抗性。推荐作为餐间补充使用。

3. 康复运动　运动能够有效改善肌肉力量和身体功能，尤其以抗阻运动为佳，同时补充优质蛋白质效果更好。在住院期间的运动需考虑可行性及疾病影响。针对 ICU 后的患者，康复原则是减少卧床，酌情增加日常活动量。可考虑坐位抬腿、静力靠墙蹲、拉弹力带等简单的抗阻训练。

总而言之，肌少症在危重症患者中发生率极高。老年性肌少症不仅会导致跌倒等问题，其潜在的病理原因也会使患者具备更高的危重症易感性以及更低的危重症生存率。目前大量的证据表明，营养支持和运动康复有助于改善结局，其中的策略有早期的营养评估、保证足够的蛋白质摄入、持续的营养状态监测以及肌肉刺激锻炼。

第 四 节

COPD 与肌少症

一病未除，又添新疾

叶老伯，今年 75 岁，膝下无子女。退休前是公交司机，有 30 年吸烟史，工作之余，他总爱和同事们挤在一起吞云吐雾，平时在家也不顾老伴的劝阻，我行我素，多年来养成每天吸大半包烟的习惯。叶老伯咳嗽有 10 年了，每年咳嗽累计约 2 个月，但没有规律性。咳痰也有 6 年，痰液是白色黏稠状，每天痰量少于 10 mL，也没有规律性。此外叶老伯还有 5 年的气促和喘息史，活动后就会出现，天气变化或是感冒时气促和喘息加重，休息后气促缓解，但要用药才能缓解喘息。

自从确诊为慢性阻塞性肺疾病（COPD）后，叶老伯终于开始戒烟，一戒成功，5 年来太平不少。但是一年前，老伴突然离世，给叶老伯带来沉重打击，他又复吸了，而且越吸越凶。独居的生活让叶老伯干啥都提不起精神，原本喜欢上花鸟市场遛达或上公园健身的日常，全都换成了整天坐在沙发上发呆，心情抑郁，加上不会烹饪，叶老伯的三餐越来越马虎，常常以泡饭或方便面果腹充饥，人也越来越消瘦，1.75 m 的人只有 55 kg 了。由于不按时吃药，气促和喘息的频率越来越高。促使叶老伯再次入院的是高热不退，经检查被诊断为肺部感染，医生告知他因为没有做好应有的自我保健，COPD 程度已是肺功能 Ⅲ 期，同时伴有肌少症。

一病未除，又添新疾，叶老伯这下懵了！

数据解读

1. COPD 发病率

随着我国人口老龄化、环境污染的加剧以及吸烟人群增多，COPD 发病率逐年增加，严重加剧了社会经济负担，已成为重大的公共卫生问题。其中 40 岁以上人群 COPD 患病率为 8.6%，而 COPD 病死率居常见疾病死因第 4 位，也是老年人群常见死亡原因之一。

2. COPD 合并肌少症发病率

COPD 合并肌少症患者表现为身体活动受限、步态缓慢、耐力差，整个人体处于衰弱状态。近年来，国外文献纷纷报道了 COPD 引起肌少症的现象，而且患病率达 15%～40%。两项针对东南亚和韩国的调查分别显示，应用 AWSG 标准估计 COPD 合并肌少症的患病率约 25%。

慢阻肺，到底"阻"了什么

慢性阻塞性肺疾病简称慢阻肺，是一种进行性的、破坏性的不可逆气道阻塞性疾病，即俗称的慢性支气管炎和肺气肿，病死率仅次于癌症和心脑血管病，在我国位居第 4 位。临床表现为长期反复咳嗽、咯痰、喘息或呼吸困难，不定期的肺部感染，最终演变成肺心病。根据肺功能可确诊并区分疾病严重程度（轻、中、重和极重度）。COPD 患者除呼吸系统的持续气流受限和慢性呼吸道症状外，常常合并全身表现，包括恶病质、骨骼肌减少与功能障碍（肌少症）、骨质疏松、抑郁、贫血和心血管疾病等，尤其是肌少症对 COPD 患者的治疗或预后产生显著影响。

慢阻肺为什么会导致肌少症

肌少症公认的病因是高龄，而 COPD 合并肌少症的原因除了高龄，还包括较低的体质指数、较少的身体活动量、漫长的病程、较严重的 COPD 疾病程度（频发的气促、呼吸困难和肺部感染）、下降的肺功能（加重的气流受限等）、食欲差引起的营养不良、吸烟或缺氧所致的高炎症因子水平等。患者的能量消耗一般比同龄其他疾病患者或健康人群高，包括基础能量消耗和餐后食物消化吸收时所需的能量消耗，尤其是当呼吸道急性感染时能耗会急剧上升，所以一次大的感染后，患者会比以前更为消瘦。

对患者而言，食欲差是一个很普遍的现象，有以下几个方面的原因：（1）饭后气促在功能上限制了食物的摄入量，缩短了用餐时间；（2）吞咽问题限制了食物的选择，如只能选软的、嫩的、均质的或液体的食物；（3）疲劳限制了准备饭菜或购买食物的欲望，从而将高钠、高饱和脂肪酸、低营养素的方便食品作为首选；（4）有限的社会经济支持限制了对耐受性好且营养丰富的食物的选择；（5）药物对胃黏膜的刺激作用或使味蕾迟钝，患者对之前喜欢的食物丧失兴趣；（6）合并肺源性心脏病会出现胃肠道淤血，导致食欲不振。

COPD 患者的高炎症因子状态不仅直接影响肌肉的合成，也被证实与抑郁症的发生有关。数据调查显示，COPD 患者合并焦虑和抑郁的情况是其他疾病的两倍多。如果患者是丧偶或未婚的、独居的、经济收入低的女性，更会加重抑郁程

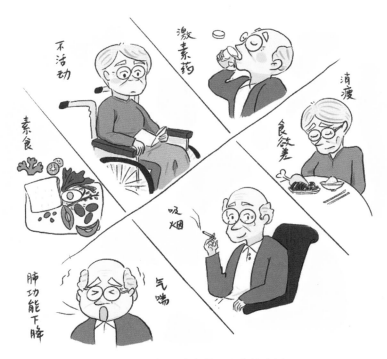

图 3-8 慢阻肺合并肌少症的病因

度，而抑郁会使原本营养不良的患者进一步神经性厌食，导致肌少症的发生。

作为COPD较强的独立患病因素，吸烟可使患者病情加重，从而间接影响肌肉代谢；此外，患者的激素治疗药（如皮质类固醇）和饮食蛋白质的摄入量不足也对肌少症的发病有很大影响。

肌少症危害知多少

1. 运动能力、身体功能受限

包括平衡能力、步态速度、下肢肌力、握力和身体活动水平受损。缺乏运动是COPD早期肌肉功能丧失的主要原因，而肌肉萎缩又进一步降低体力活动，如此恶性循环，使疾病预后不良。肌少症不仅会导致COPD患者运动耐量下降，同时合并抑郁症时还会使患者生活质量全面下降。

2. 免疫功能低下

营养不良导致患者抗病能力下降、免疫功能改变，致使患者的呼吸系统受到病原微生物的侵袭而发生肺炎，或加重感染，病程迁延，难以痊愈。

3. 肺功能下降

研究显示，COPD患者无论是肌肉量（大腿中肌横截面积、骨骼肌指数）减少，还是肌力（握力或下肢肌力）和肌耐力（6 min步行距离）下降，都会影响肺功能并增加患者的死亡率。

肌少症还会出现呼吸肌肌肉的萎缩，呼吸肌肌力和耐力的减弱。实验发现，当患者体重降低至理想体重的70%时，膈肌重量较正常减少40%。若慢性阻塞性肺疾病患者能量供应不足，当脂肪作为饥饿时的能量来源消耗殆尽后，蛋白分解代谢会加速。在可利用的不同类型的蛋白中，肌肉蛋白特别容易被分解，包括膈肌和肋间肌。由此容易发生呼吸肌疲劳并因此加重通气功能障碍，进而发生呼吸功能的恶化，导致呼吸衰竭。临床上通常以最大吸气压（MIP）的降低评判患者出现通气肌无力现象，并判断患者是否需要呼吸机治疗。

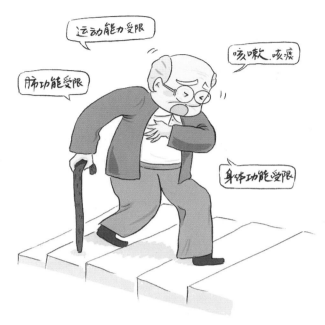

图 3-9 慢阻肺合并肌少症危害

肺康复，动起来

肺康复在改善 COPD 患者的健康状况方面有明显疗效，它包括健康宣教、心理疏导、运动训练和营养干预方案的建立，部分患者可通过肺康复使肌肉状态发生逆转。

1. 戒烟

烟草可抑制食欲，通过戒烟消除患者的厌食症，同时减少老年 COPD 患者的肺部和全身炎症反应和蛋白质消耗，改善营养状况。

具体措施如下：与戒烟成功的朋友交流；尽可能避开那些爱劝人吸烟的人和环境；多吃蔬菜水果；将家中、办公室里所有储备的烟全部清除掉；第一周多饮汤水类的饮食以排除血液中积累的尼古丁；急性发病住院是最好开始戒烟的时机，一般第一周最难熬，坚持就是胜利。

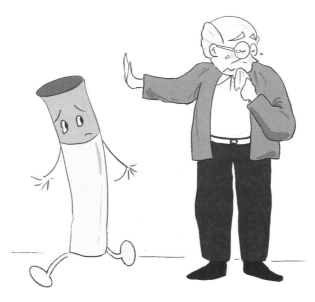

图 3-10　戒烟

2. 营养干预

营养干预可以改善高龄 COPD 老人的肌量减少和肌力降低，给予患者每天充足的能量和富含必需氨基酸的优质蛋白质，即每千克理想体重 24～36 kcal 的能量和 1.2～1.5 g 的蛋白质就可有效预防和（或）逆转肌少症。目前，营养补充方案包括饮食补充维生素 D$_3$、乳清蛋白、补充特定氨基酸（如亮氨酸）和 β-羟基-β-甲基丁酸（HMB）等。必需氨基酸是蛋白质合成的基本物质，补充支链氨基酸可以很好地协调运动，增强肌肉功能。研究表明，富含类胡萝卜素的抗氧化类食物可保护老年人的肌肉力量和行走能力。

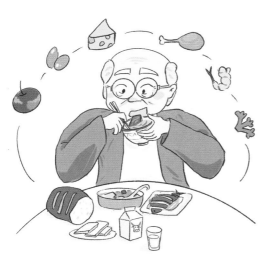

图 3-11　营养干预

3. 运动训练

（1）四肢运动

是肺康复的主要内容，在提升携氧力和心肺功能、调节炎症及氧化应激水平的同时，增加骨骼肌质量，改善老年 COPD 患者的四肢肌肉功能和形态，对其日常活动能力、社会心理状态及预后都有积极影响。四肢运动包括四肢骨骼肌的抗阻运动、有氧运动、柔韧性训练和平衡训练。下肢通常以有氧运动为主，常见的训练方式有快走、慢跑、上下楼梯、登山、踩功率自行车等，可明显增加 COPD 患者的活动耐量，减轻呼吸困难症状，改善精神状态。对于有条件的患者，可先进行活动平板或功率车的运动试验，得到实际最大心率，然后根据公式计算运动时间和强度。一般建议每周 3～5 次，每次持续 20～60 min 中等强度的运动。上肢通常以抗阻运动为主，内容有举哑铃、沙袋或重物、拉弹力带等。训练频率可从每天 1 次至每周 2 次不等，每次时间为 10～45 min，一个训练计划所持续的时间通常为 4～10 周，当然时间越长，效果越明显。

（2）呼吸肌训练

可缓解呼吸肌疲劳，提高呼吸肌肌力和耐力的方法有腹式呼吸、缩唇呼吸和呼吸操、腹式呼吸和四肢运动、音乐疗法，对合并抑郁症的患者有帮助。

【快问快答】

1. 肺康复运动有特殊的场地要求吗？

答：肺康复运动要选择空气新鲜、环境较好、场地平整的地方进行锻炼。若在家里锻炼，则要开窗通风，保持室内空气洁净。运动时衣服要宽松，饱食后不宜运动。康复运动要持之以恒，运动强度和时间视个人具体情况而定。初始锻炼时，时间短，运动量轻，运动次数少，视能耐受程度逐渐增加运动量和运动时间及次数。运动锻炼时可能导致低氧血症的发生或加重，对于这些患者可以先用运动试验来评价运动状态时的氧饱和度，在运动锻炼过程中监测血氧饱和度的改变，也可在运动中用便携式氧疗装置给予吸氧支持。

2.患者应该怎么吃？

答：（1）少食多餐；（2）戒烟酒或减少烟酒频次；（3）多饮水，使痰液易于排出；（4）三餐均衡摄入优质高蛋白，如牛奶、鸡蛋及动物性食物，1.2～1.5 g/（kg·d）；（5）减少主食摄入，适当增加荞麦、燕麦、糙米的比例；（6）多吃富含 β-胡萝卜素或维生素C的深色水果、蔬菜，尤其是高膳食纤维量和低血糖指数的蔬果；（7）每周摄入 1～2 次深海鱼类和适量坚果，脂肪占比25%～30%；（8）饮食宜清淡，少盐少油，以软食为主，避免过冷过热和生硬食物刺激气管，引起咳嗽；（9）可多吃百合、梨、木耳、萝卜、莲子、藕等滋阴润肺的食物；（10）可适量摄食山药、薏苡仁等健脾开胃等食材煮粥或炖汤。

第 五 节

消化系统疾病与肌少症

19 岁的大学生为何手无缚鸡之力

小尹，19 岁，是一名大一学生，三年前因为腹泻、肛瘘去医院检查，被诊断为小肠克罗恩病，治疗的同时医生建议适当控制饮食。由于常有腹泻腹痛，妈妈严格控制小尹饮食，三餐清淡，量也较少。同时，因为担心用药后免疫力下降容易感染疾病，小尹很少外出，学校的体育课也免修。患病后，小尹体重明显下降，身高 175 cm，体重只有 55 kg，体质指数明显低于正常值。

这次小尹是因为下肢乏力来医院看病。近来虽然腹痛腹泻少了，但是小尹常感觉双下肢乏力，家住 6 楼，上楼需要停歇 2 次。经检查发现，小尹的握力勉强达到 23 kg，小腿围明显不达标，血清维生素及髋部骨密度也低下，医生诊断小尹除小肠克罗恩病外，还患有肌少症。

数据解读

1. 炎症性肠病（IBD）发病率

IBD 主要包括 2 种易复发的免疫介导的慢性消化道疾病，溃疡性结肠炎（UC）和克罗恩病（CD）。研究显示，欧洲 UC 的年发病率为 24.3/10 万，CD 为 12.7/10 万。在过去 20 年中，亚洲 IBD 的发病率显著上升，年发病率从 0.6/10 万增至 3.44/10 万。中国 UC 和 CD 患病率分别高达 11.6/10 万、1.4/10 万，且有逐年升高的趋势。

2. IBD 合并少肌症的发病率

有关 IBD 患者肌少症发病率的研究并不多。流行病学资料显示 IBD 患者中约42.2% 发生肌少症，其中 CD 和 UC 患者的肌少症发病率分别为 59.6%、26.8%，外科手术后 IBD 患者肌少症的患病率为 42%；研究还发现，男性 IBD 发生肌少症概率高于女性，分别为 68%、32%。

肌少症为什么瞄上了年轻人

肌少症分为原发性和继发性两种类型，前者主要是与年龄相关的进行性骨骼肌退化，后者是由各种消耗性疾病、蛋白质缺乏或摄入不足、失用性萎缩等病理性因素导致肌肉蛋白合成与分解异常所诱发。小尹患上肌少症与克罗恩病密切相关。

IBD "激发" 肌少症

炎症性肠病包括克罗恩病和溃疡性结肠炎，统称 IBD。IBD 不仅影响肠道功能，还会引起骨骼肌的丢失、合成障碍，诱发肌少症。IBD 患者患肌少症的概率很高，尤其在年轻克罗恩病患者中甚至可高达 45%。IBD 容易发生肌少症，原因主要有以下几个。

1. 营养因素

营养不良是 IBD 患者发生肌少症的重要原因之一。IBD 患者往往存在不同程度的饮食受限及能量摄入不足。肠道病变不仅降低肠道吸收功能，还会引起消化道内慢性蛋白质及其他营养素丢失，这些均可造成患者的营养不良，促进肌少症的发生、发展。

2. 慢性炎症

IBD 是一种慢性炎症性疾病，肠上皮的完整性和营养素转运功能受损，导致有效营养吸收面积减少。肠黏膜炎症还可诱发肌细胞内功能发生改变，引起蛋白质合成代谢减少、分解代谢增加，从而导致患者肌肉量减少。

3. 肠道菌群紊乱

肠道微生态环境可以影响人体骨骼肌的合成代谢能力。菌群失调在 IBD 患者中常见，菌群失调会降低人体对饮食中蛋白质和氨基酸等营养素的利用，导致蛋白质合成代谢能力下降、骨骼肌分解代谢活跃和肌肉质量降低。

4. 运动减少

运动对于肌肉整体机能的保持、改善肌力、活动耐力、平衡和躯体功能具有重要的作用。上文中小尹因患有 IBD，使用生物制剂担心免疫功能低下，减少外出活动，免修体育课，运动量明显不足。

肌少症对 IBD 有哪些危害

肌少症对 IBD 患者的临床预后有诸多不良影响。肌少症不利于炎症性肠病的控制和愈合，可能增加 IBD 并发症的发生、增加各种感染的发生、增加肠道手术治疗的风险、延长住院治疗的时间、增加治疗费用等。一些研究结果显示，低骨骼肌肉指数是预测克罗恩病患者肠切除的重要因素，故目前认为将肌少症的评估与防治纳入 IBD 的治疗与管理中具有重要意义。

IBD 患者，三招治疗肌少症

1. 积极有效地治疗 IBD

根据患者病情调整药物，尽早缓解 IBD 患者的黏膜炎症，改善肠道功能，促进营养的吸收和利用。

2. 运动疗法

肌少症与 IBD 患者活动水平下降有关，适当运动对预防肌肉减少有益。运动治疗最常用的是抗阻训练，改善肌肉质量；户外锻炼亦对改善肌肉强度和功能有效，同时还可避免维生素 D 的缺乏。IBD 患者出现肌肉质量和（或）肌肉功能下降时，专家推荐每周应保证 3 次，每次至少 30 min 的抗阻活动。由于剧烈运动会加重 IBD 患者炎性反应，因此不推荐 IBD 患者进行剧烈运动。

3. 营养治疗

营养不仅与 IBD 发病和复发有关，也在肌少症的发生中起重要作用。IBD

的营养不良主要为蛋白质能量营养不良，蛋白质的补充尤为重要，补充足量的蛋白质和能量有助于预防甚至逆转肌少症；推荐活动期 IBD 患者每天蛋白质为 1.0～1.5 g/kg，缓解期每天蛋白质摄入至少达到 1.0 g/kg。

张阿姨顾此失彼

张阿姨今年 65 岁，30 多年前患了急性乙型肝炎，之后验血经常有肝功能指标异常，5 年前做肝脏 B 超发现肝脏已出现肝硬化表现，还有少量腹水。张阿姨非常紧张，经常在网上查阅肝硬化的相关知识，了解到肝硬化除了会发展到肝癌外，还会发生肝性脑病，会出现脑子糊涂、智力减退，而动物蛋白摄入过多会诱发肝性脑病发生。于是，张阿姨开始控制动物蛋白质摄入，饮食以素食为主，很少吃荤菜。几年过去了，张阿姨时常感觉乏力、头晕，体重也在不断下降，身高 160 cm，体重只有 46 kg，四肢纤细，腹部却有明显膨隆。有几次，张阿姨去菜场买菜，感觉手脚乏力，同时有心慌出冷汗，险些跌倒。去医院检查发现，张阿姨血清白蛋白非常低，还有明显贫血。双手握力都低于正常，右手 16 kg，左手 15 kg。人体成分检测提示，张阿姨的肌肉量明显偏少，骨密度提示骨质疏松。针对这种情况，医生诊断张阿姨除肝硬化外，还患有严重的肌少症和营养不良。

肝硬化患者肌少症常见吗

肝硬化患者肌少症患病率高达 20%～70%。肝脏是人体重要的代谢器官，蛋白质、脂质和碳水化合物的代谢以及维生素的储存和激活等都在肝脏中进行。肝硬化时，可出现复杂的营养素代谢改变，引发一系列营养问题，常见有营养不良、肌少症。营养不良与肌少症都存在身体成分肌肉质量和（或）身体功能下降，故肌少症也被认为是营养不良表现的一部分。肝硬化患者普遍存在营养不良，发生率为 65%～90%。肝硬化患者肌少症的发生率与肝硬化严重程度密切相关，引起肝硬化的病因亦影响肌少症的发生，其中酒精性肝病的肌肉丢失率最高，更易发生肌少症。

为何肝硬化患者容易患肌少症

肝硬化患者发生肌少症与以下几方面相关：

1. 能量摄入减少

肌少症患者相较非肌少症患者能量摄入显著减少。肝硬化患者能量摄入减少有很多可能原因，包括恶心、厌食、腹痛、腹腔压力增高、炎症、肠蠕动减慢等。像张阿姨这样因担心肝性脑病的发生拒绝蛋白质摄入也是造成能量及营养摄入不足的原因之一。

2. 营养吸收及利用障碍

即使有足够的能量摄入，吸收不良也会引起肝硬化患者能量负平衡。肝硬化引起的胆汁分泌不足会导致脂肪分解减少、维生素 D 等脂溶性维生素吸收不良。肝硬化患者肠蠕动减慢容易导致排空障碍、小肠细菌过度生长，肠道微环境的改变也会影响营养的吸收和利用。

3. 骨骼肌代谢平衡失调

肝硬化患者发生肌少症不仅仅是由于饮食摄入减少和营养素的代谢紊乱，还与骨骼肌代谢失衡有关。骨骼肌含量通过蛋白质合成、分解和成肌细胞调节的再生能力之间的平衡来维持。肌肉生长抑制素（MSTN）具有抑制骨骼肌生长、加速蛋白水解的作用，肝硬化患者肌肉中肌肉生长抑制素含量明显增高，打破了骨骼肌代谢的平衡。

肌少症让肝硬化患者雪上加霜

肌少症是肝硬化并发症之一，对肝硬化患者可产生不良影响，如生活质量降低、生存期缩短、生存率下降、死亡率高，增加感染、腹水、肝性脑病、围手术期并发症等风险。

肝移植是目前治疗终末期肝病的最终治疗方法，肌肉减少对于在移植前、移植期、移植后的患者预后均有不良影响，增加等待肝移植期间的死亡风险，是肝移植围术期不良结局的独立危险因素，与肝硬化移植不良结局密切相关。

如何治疗肝硬化患者的肌少症

预防和治疗肌少症的主要措施是在肝硬化疾病本身治疗的基础上进行营养干预、增加身体活动等。

1. 补充营养

肝硬化患者的能量、蛋白质摄入量明显下降，应补充足够的能量和蛋白质。建议营养不良的肝硬化患者每天摄入 30～35 kcal/kg 以满足代谢需求。充足的蛋白质摄入可避免负氮平衡，对肝硬化患者预后有益。肝硬化患者蛋白质推荐摄入量为每天 1.2～1.5 g/kg，以维持氮平衡，降低肌少症的发生率。2019 年中华医学会发布的《终末期肝病临床营养指南》提出轻微肝性脑病患者可不减少蛋白质摄入量，严重肝性脑病患者可酌情减少或短暂限制蛋白质摄入，根据患者耐受情况逐渐增加至目标量。不应为预防肝性脑病而禁止或限制蛋白质的摄入。所以，张阿姨为避免肝性脑病仅食用素食是不利于预防肌少症发生的。研究显示，早餐蛋白补充对防止肝硬化患者肌肉质量下降有益；补充富含亮氨酸的支链氨基酸能减少肝硬化患者肌肉生长抑制素的合成，降低肌少症的发生。

2. 运动

适量运动对肝硬化有益。几项针对肝功能较好（蔡尔德-皮尤评分 A 级）的肝硬化患者的小型临床试验证实，运动使肝硬化患者的肌肉健康（质量、力量、功能）和生活质量显著改善，如无禁忌，鼓励肝硬化患者进行力所能及的适量运动，循序渐进、逐步增加体力活动，以预防和（或）改善肌少症。

【 快问快答 】

1. 会导致肌少症发生的消化系统疾病有哪些？

答：胆囊炎、慢性胰腺炎、慢性腹泻、腹部术后等都和肌少症发生相关。这些疾病的患者往往会担心疾病再发而严格限制饮食，导致营养摄入不足或营养素不全。同时，胆囊炎、胰腺炎等疾病会造成消化酶分泌或利用能量下降，由此影响食物的消化吸收，导致肌肉合成不足。

2. 营养足够就能避免肌少症吗？

答：防治肌少症，仅仅改善营养还不够，同时需要加强锻炼，营养和锻炼是预防肌少症的主要方法。运动量少是导致肌少症的重要原因之一，而肌少症又会进一步导致肌肉质量和力量的下降。因此，除了补充能量外，运动被认为是减缓骨骼肌质量及功能丧失的有效治疗方法，主要包括有氧运动和抗阻运动。尤其抗阻运动可以增加肌肉力量，保持肌容量。抗阻运动是指肌肉在克服外来阻力时进行的主动运动，阻力可来源于他人或器械，传统的抗阻训练有俯卧撑、哑铃、杠铃等项目。由于个体差异，最好请康复运动专业教师制定个性化运动方案，有其他疾患者应在医生指导下评估身体及疾病状况能耐受的运动量及运动方法，然后制定计划，做力所能及的运动。

第 六 节

神经性厌食症与肌少症

玲玲变成了"纸片人"

17 岁的山东女孩玲玲，看上去就是一个标准的"纸片人"，身高 1.64 m，体重却只有 30 kg！就这样她还觉得自己胖，克制饮食，很少进食，体重下降明显，伴有心悸、乏力、贫血，停经半年有余，且有严重便秘，如不用开塞露，则无排便。没错，玲玲患上了神经性厌食症。

体格检查 BMI 为 11.5 kg/m^2（正常值范围 18.5～23.9 kg/m^2），体重过低。心率 42 次 /min，全身皮肤粗糙，头发脱落明显。小腿围 18～19 cm，握力 8～9 kg，均明显低于正常范围。血生化指标检查显示血红蛋白 102 g/L、总蛋白 54.8 g/L、白蛋白 32 g/L，以及血肌酐、血尿酸、血磷、血糖等多项指标均低于正常值。人体成分测试分析报告同时显示，她的全身肌肉和脂肪减少明显，尤其是蛋白质、骨总量、体脂肪和骨骼肌量均低于正常值，诊断为严重营养不良和肌少症，为此被家人紧急送往医院接受治疗。

针对玲玲的情况，营养治疗原则以高能量、高蛋白质为主，结合经口饮食和口服肠内营养制剂两部分加强营养。其中经口饮食部分给予设计一套高蛋白质、高能量食谱，包括早餐有富含优质蛋白质的牛奶和鸡蛋，中餐和晚餐荤素搭配，荤菜有牛肉、鸡胸肉和鱼虾类等高蛋白质的食物；同时口服肠内营养制剂部分，分别安排在两餐之间，如早餐和中餐之间的上午 9 时左右、中餐和晚餐之间下午 3 时左右和睡前 8 时左右，三个时间点用于补充增加营养。口服肠内营养选择高营养密度整蛋白制剂，剂量从 20 g 逐步增加至 50 g，一天 3 次。其中上下午加餐时在全营养粉中另外加 10 g 乳清蛋白粉，全面提升营养。

玲玲配合营养师的治疗，体重增加，体能体力和心率得到改善后出院，出院后继续坚持，并顺利参加通过了当年的高考。

数据解读

1. 神经性厌食症全球发病率约为 0.4%，属于进食障碍的一种，发病年龄集中于 10～30 岁。

2. 当患者体重降低 > 65% 标准体重时，死亡率为 10%～15%。

3. 神经性厌食症是一种有强烈遗传倾向的家族性遗传疾病，遗传率为 28%～74%。

神经性厌食简称厌食症，是较为常见的身心疾病，以青少年和年轻女性为主。患者常因为对美的错误认知和对瘦的极端追求，对体形、体重极度关注，强烈害怕体

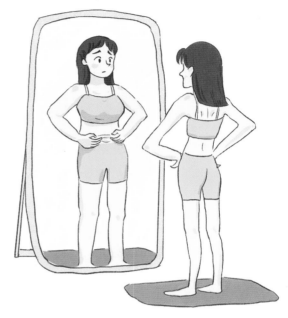

图 3-12　神经性厌食"纸片人"

重增加，由此产生主动拒食、过度运动等行为。长期严格的饮食限制，致使患者体重明显减轻，进一步导致营养不良、代谢和内分泌紊乱甚至死亡，病死率高达 9.8%。

神经性厌食症有遗传倾向

神经性厌食症成因复杂，通常受到生物、心理及社会文化因素的共同影响。

首先，神经性厌食症是一种强烈的家族性遗传疾病，遗传率为 28%～74%，因此在家庭结构中具有交叉遗传及聚集性特点。患有精神疾病、代谢异常的父母，其子女比其他人更容易受到环境因素的影响，发展成为神经性厌食症。一些中枢神经递质是影响人体摄食行为的重要因素，比如多巴胺对个体激励机制和食

物摄入量的调节起到作用，能使神经元兴奋性增强，产生愉悦感，强化摄食行为，增加体重；如果多巴胺分泌不足，则神经元兴奋性减弱，抑制摄食行为，减轻体重。

其次，焦虑、抑郁、完美主义和自闭症相关人格特征都被认为是神经性厌食症的危险因素，具有癔症、精神病态等人格特征的个体更易患限食型厌食症（以过度节食、运动为主要症状），而具有精神衰弱、恐惧等人格特征的个体更易诱发暴食 / 清除型进食障碍（间歇性暴饮暴食、通过催吐导泻、利尿等方式清除食物为主要症状）。当青春期个体向成年过渡时，他们会有体重增长迅速、第二性征发育的特点，尤其青春期女性的体型会因为脂肪累积有较大变化。部分青少年可能由于对成熟的极度恐惧，想要避免体重增加、性征发育等改变，通过自我节食减缓成长发育带来的变化，以找到自我感和身份感，降低"肥胖恐惧"。

社会文化因素也是导致神经性厌食症的重要原因。在流量时代媒体大肆宣扬以及时尚圈、娱乐圈的标榜下，社会文化风向以瘦为美的指标，减肥广告、低体重与魅力相关的宣传层出不穷。思想容易受影响的青春期群体，以及对外形要求高的女性在这种文化观念的影响下会产生形象焦虑，盲目地追求消瘦形体，还有演员、舞蹈工作者等部分职业也会对身材有严苛的要求。在此不健康、消极的潮流引导下，越来越多的人服用减肥产品、过度节食或运动以降低体重，增加了遗传易感个体饮食失调的风险，从而导致了神经性厌食症患病率的增加。

除此之外，不良的家庭关系，包括家庭成员冲突、父母离异、家庭中不良的进食观念和行为，都不利于家庭中子女的身心发展，在这种消极家庭环境中成长的子女常试图使用厌食来引起家庭成员的注意、转移家庭矛盾或者表达自己对家庭关系的抗议，厌食成为他们努力维持家庭关系的一种"防卫行为"。剧烈的惊吓、对新环境的不适感、过度紧张或压力知觉过高也可能诱发厌食行为。

少食导致少肌

神经性厌食症患者因自我饮食限制，蛋白质、能量摄入不足，常伴有多种营养素缺乏，加上患者采取极端过量的有氧运动或长期卧床，都可直接引起骨骼肌流失、肌肉强度和功能衰退，诱发肌少症。

神经性厌食症患者常偏好蛋白质含量低的蔬菜和水果，拒绝肉类、鸡蛋、鱼类等富含优质蛋白质的动物性食物，而蛋白质是合成肌肉的原料，充足的蛋白质尤其是富含亮氨酸的优质蛋白质，可促进肌肉蛋白的合成，维持肌肉的质量和数量。当神经性厌食症患者蛋白质摄入严重不足时，身体需要分解肌肉确保其对蛋白质的需求，从而导致肌少症的发生。

神经性厌食症患者因摄入食物种类单一导致多种营养素的缺乏，也和肌少症的发生密切关联。如神经性厌食症患者常有维生素 D 缺乏，而维生素 D 可以促进肌蛋白合成，在维持肌肉功能和强度方面有重要作用。神经性厌食症患者还常有 ω-3 脂肪酸的缺乏。研究发现 ω-3 脂肪酸可以增加肌细胞对胰岛素和氨基酸的敏感性，促进肌肉蛋白合成。这些营养素的缺乏都可以影响神经性厌食症患者骨骼肌的正常功能。

神经内分泌功能失衡在神经性厌食症患者中也十分常见，激素分泌的异常和一些炎性因子（如 IL-6、TNF）的释放会加速肌肉蛋白的分解，也是肌少症的诱因之一。

神经性厌食症并发肌少症的危害

神经性厌食症患者长时间节食或进食较少，导致身体营养不良，增加死亡风险，当患者体重降低 > 65% 标准体重时，死亡率为 10%～15%。营养不良会使人体各主要脏器出现功能紊乱、新陈代谢异常以及内分泌障碍，导致骨质疏松、闭经、肌少症等并发症的发生。

神经性厌食症患者在初期以拒绝进食为主，尚未出现厌食现象，但此时已经出现身体各脏器功能损伤及营养不良，患者因为肌肉质量丧失、肌肉力量低和（或）身体功能低下等不良情况的发生可能会并发肌少症，增加原有疾病的治疗难度并影响预后。厌食症若进一步发展导致营养不良程度升高，脂肪和肌肉的持续衰减会加重肌少症症状，包括身体机能急剧减退，摔倒、骨折甚至死亡的风险剧增。

因此，对神经性厌食症合并肌少症患者的治疗需要通过心理治疗尽快纠正进食障碍，根据患者的心理状态和身体指标，结合肌肉衰减程度制定营养治疗方案，并通过营养补充稳步增加体重、增长肌肉、恢复健康。

给患者一个好好吃饭的理由

根据神经性厌食症的成因，选择治疗方法时也应当结合患者的整体情况，包括身体、社会、文化、心理、生理和环境因素多方面综合考虑。

1. 了解患者的成长经历和病史，找到患者过分关注体重的心理原因。引导患者了解疾病和情感的关系，正确认识和肯定自我，逐步放弃错误的认知，减少通过拒食、节食等伤害自身健康以获得他人认可的行为。

神经性厌食症患者普遍倾向于隐藏和压抑情绪，习惯于将自己的感受和需求让位于他人，因此需要鼓励患者充分表达自己的人际情感。对于青少年患者，父母除了学习恢复青少年体质量的技能外，掌握与孩子沟通的技巧尤为重要。疾病状态下受不健康的家庭互动模式影响，避免青少年患者始终处于沉重的家庭氛围中，不利于康复。对于可以接受家庭帮助的患者，患者家属应当共同参与治疗，增加家庭成员之间的牵手、拥抱等表达关爱的行为频率，让患者感受家庭温暖。

2. 可以鼓励患者通过听音乐、旅游观景等方式放松心情，提高对生活的积极心态。同时学习判断体重标准的正确方法、体育锻炼的合适强度，了解体质指数的正常范围、体型体脂的相关知识。收起体重秤和镜子，与患者约定不对体重做过分关注，将注意力放在寻找自己的优点以及参与有益身心健康的人际交往、学习娱乐活动上。对于有强迫、激越表现以及并发其他精神疾病的患者，一旦明确诊断要立即给予精神药物和心理辅导治疗。

3. 提供一个舒适的就餐环境，避免让患者处于产生焦虑、紧张的就餐环境中。

避免使用强迫性语句（如"必须吃""马上吃"），或长时间规劝激发患者的逆反心理，而是引导患者自己做出对食物的选择，鼓励患者从拒绝进食转变为"我想吃……"尤其对青少年而言，纠正厌食行为要从他们喜爱的食物着手，多做他们喜欢吃的食物，菜式要丰富多样、色彩美观、味道可口。色香味俱全的菜肴更能刺激患者的胃液分泌，由此改善和促进食欲。

4. 膳食的量也应该结合患者的日常喜好和身体现状，首次摄入 1 000 kcal/d 左右的食物量，之后再逐渐增加到患者的需要量。

5. 在营养治疗神经性厌食症患者时，也应对患者的肌肉质量和力量进行测评，并根据测评结果完善营养干预方案，做到同时对肌少症的预防或者治疗。为避免饮食摄入量不能满足人体需求，体内的肌肉被分解为身体提供能量以维持正常的生理活动，肌少症的营养治疗要首先保证充足的能量摄入，除此之外还可以增加富含亮氨酸（肌肉蛋白质合成代谢的主要调控因子）的蛋白质、维生素 D、$\omega-3$ 多不饱和脂肪酸、硒、镁、益生元、益生菌等的补充；应增加肉类、乳类、蛋类和坚果类食物的摄入。

营养不良严重的神经性厌食症患者应首选住院治疗，营养治疗早期要避免再喂养综合征。

适度运动的好处

对于食物摄入充足的神经性厌食患者，适度的运动不会导致他们的体质量和体质指数下降，相反，神经性厌食患者进行阻力训练可以改善长时间卧床休息带来的骨质流失，并且改善因营养不良和肌肉力量减弱导致的肌少症。另外，运动有加速能量和养分向大脑细胞传送、降低压力激素、释放内啡肽等作用，可以使人精神放松、心情愉悦，可以帮助神经性厌食症患者减缓精神心理因素对康复的不利影响。因此，除了常规治疗外，建议神经性厌食症患者尤其是并发肌少症的患者制定合理的运动计划，并以腿部推举、卧推、坐姿侧划、坐姿抬腿等阻力训练为主。

【快问快答】

1. 神经性厌食症患者的主要特征是什么？

答：以患者有意严格限制进食、使体重明显下降并低于正常水平所致的身体功能受损为主要特征。

2. 神经性厌食症的产生受哪些因素影响？

答：神经性厌食症的产生主要受到生物学因素（遗传因素、大脑奖赏机制）、心理因素（人格特征、青春期肥胖恐惧、其他不良情绪）和社会文化因素（社会宣扬极端审美、不良家庭环境）的影响。

3. 神经性厌食症为何会导致肌少症的发生？

答：神经性厌食症患者长期营养不良、限制饮食导致蛋白质摄入不足，当蛋白质摄入不足，肌肉蛋白分解超过合成时会造成肌蛋白丢失、肌肉减少。且患者存在过度进行有氧运动或处于长期卧床状态，都可能导致患者的肌肉量大幅度衰减，并发肌少症。神经性厌食症患者常伴有多种营养素的缺乏以及神经内分泌的功能失调，也是导致肌少症的原因之一。

4. 如何对神经性厌食症导致的肌少症进行治疗？

答：（1）心理治疗，通过诊断患者精神状态，使用精神药物、心理辅导等方法对因治疗神经性厌食症，避免疾病的进一步发展；（2）营养治疗，根据患者情况给予营养补充，保证充足的能量摄入，同时注意补充优质蛋白质以及富含亮氨酸、维生素 D、ω-3 多不饱和脂肪酸、硒、镁等营养素的食物以促进肌肉生长恢复；（3）体育锻炼，制定合理的运动方案，避免过度运动的同时增加腿部推举、卧推、坐姿侧划、坐姿抬腿等阻力训练，帮助患者增强肌肉力量。

第 七 节

骨质疏松症与肌少症

"素食先生"骨折了

王教授今年 80 岁，高高瘦瘦，思路清晰，身体硬朗，至今仍在大学里授课，每天骑自行车上下班，学生们都很敬重他。王教授还是个素食主义者，从退休后开始吃素，至今快 20 年了，他还经常分享一些素食的体会，被学生昵称为"素食先生"。

去年冬天，王教授在家洗澡时不慎在浴室滑倒，左侧股骨颈骨折，在医院进行了左髋关节置换术。诊治过程中，医生发现他有严重的骨质疏松，全身肌肉减少，并伴有低蛋白血症。经过 3 个月漫长的康复治疗，王教授终于可以慢慢走路，但整体的状态大不如前，人消瘦了 10 多千克，总觉得两腿没劲。

身体状况刚有缓解，王教授心系工作，又开始恢复授课。今年 4 月的一个下雨天，他在教学楼门口台阶上突然滑倒，因下肢无力，一屁股坐在地上，被紧急送往医院，不幸的是右侧股骨粗隆间又骨折了。住院期间，因为人过于消瘦，且有严重的骨质疏松、低蛋白血症，身体免疫力下降，手术后出现了肺炎和下肢静脉血栓并发症，经积极救治转危为安，但人一下子老了许多，来看他的学生和同事们都感叹认不出他了，165 cm 的个子，不到 45 kg，两条腿细如竹竿。虽然进行了两次手术和康复，但目前行走还是比较困难，需要在助步器的辅助下才能站立活动。自然也不能去学校继续上课了，甚至生活也无法自理，需要钟点工照顾……为此，王教授的情绪非常低落。

数据解读

1. 据中华医学会骨质疏松和骨矿盐疾病分会联合中国疾病预防控制中心发布的"中国骨质疏松症流行病学调查"结果显示，50 岁以上女性骨质疏松症患病率为 32.1%，65 岁以上女性骨质疏松症患病率达 51.6%，50 岁以上和 65 岁以上男性人群骨质疏松症患病率分别为 6.0% 和 10.7%。

2. 骨质疏松症每年引起全球范围约 890 万例患者发生骨折，平均每 3 s 发生 1 例，50 岁以上约 1/3 的女性会发生骨质疏松性骨折。女性一生发生骨质疏松性骨折的可能性（40%）高于乳腺癌、子宫内膜癌和卵巢癌的总和。男性一生发生骨质疏松性骨折的可能性高于前列腺癌，约 13%。

3. 研究结果表明，瘦肌肉含量及握力与骨密度呈正相关。四肢肌肉含量每增加一个标准差，骨量减少／骨质疏松的风险下降 37%。

4. 肌少症患者较健康人罹患骨质疏松的风险增加 1.8 倍。女性肌少症患者罹患骨质疏松症、骨折及 1 年内至少跌倒 1 次的风险显著升高，比值分别为 12.9、2.7 及 2.1。

5. 在美国，骨质疏松性骨折导致的直接医疗费用达到 163 亿美元，肌少症引起的直接医疗费用更高达 185 亿美元。

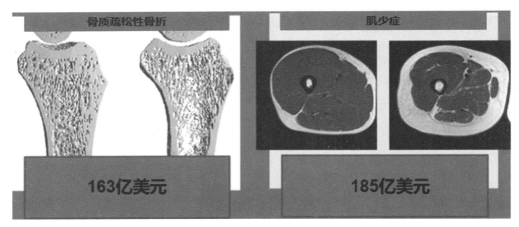

图 3-13　骨质疏松性骨折与肌少症的直接医疗费用（美国）

"骨肉相连"

中国人有句俗语"骨肉相连"。现代研究显示，肌肉和骨骼作为运动系统的两大重要组成部分，受多种共同因素的调节。肌肉细胞和骨骼细胞在细胞发育的最早期即来自同一种细胞，即间充质祖细胞。长大后，两者不仅位置上是"邻居"，更拥有共同的内分泌调节激素、共同的分子信号通路，还有共同的治疗药物，两者互相影响彼此的代谢。因此，患有骨质疏松症的老年人往往合并肌少症，患有肌少症的患者更容易骨折，因此也有专家称这种患者患有肌少－骨质疏松症，这些患者容易跌倒和骨折，又称为活动障碍综合征。

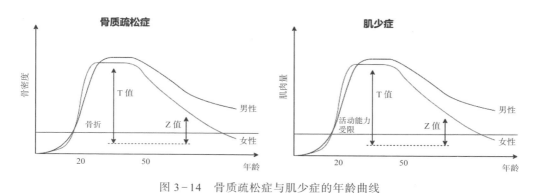

图 3-14　骨质疏松症与肌少症的年龄曲线

肌少－骨质疏松症的原因

1. 一起"结伴"衰老

骨质疏松症和肌少症都是和增龄相关的疾病。肌量在生长发育过程中就与骨量密切相关，两者均在 25～30 岁达到高峰，肌肉生长略快于骨骼。到了老年期，肌量和骨量均出现下降，老年期肌量和骨量呈密切正相关。老年人（特别是 70 岁以后）衰老、活动减少和营养不良所导致的神经元减少，也直接影响肌肉和骨骼的功能。

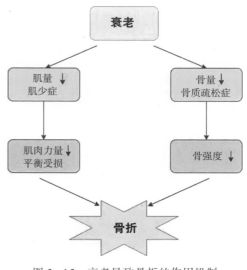

图 3-15　衰老导致骨折的作用机制

2.肌肉与骨骼的相互作用

肌肉和骨骼之间有着密切联系，一方面，肌肉收缩产生的机械力影响骨骼生长、骨骼几何形状和骨密度；另一方面，体内的一些激素（如生长激素、胰岛素、性激素、维生素D、肌抑素、糖皮质激素等）、细胞因子及共同的分子信号通路，均和骨骼及肌肉的合成与分解代谢密切相关。随着年龄增长，活动减少，这些激素和细胞因子水平下降，导致骨骼和肌肉的合成代谢减弱，分解增加，如男性睾酮水平随增龄下降，和肌力下降呈正比。

人生最后一次骨折揭秘

肌少-骨质疏松症患者的跌倒、骨折、衰弱的风险显著升高。肌少症是骨质疏松及骨质疏松性骨折的重要危险因素。肌少症患者Ⅱ型肌肉纤维和运动神经元的减少，导致肌肉无力和肌量减少，身体平衡能力减弱、步态不稳、走路变慢，直接增加跌倒的风险。90%的髋部骨折是由跌倒引起。在生活中，像王教授这样的老年人其实不少，患有骨质疏松症合并肌少症容易跌倒，往往一跌倒就会骨折，特别是髋部骨折，又称为"人生最后一次骨折"，一年内死亡率可达20%，致残率

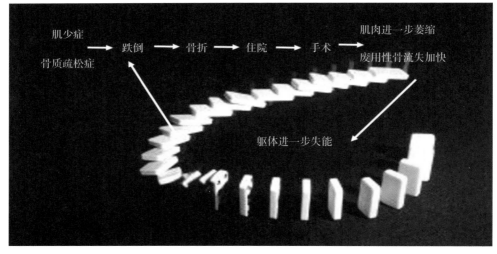

图3-16　肌少-骨质疏松症导致失能的恶性循环

达 50%，80% 的患者无法生活自理。同时，骨折又加重了废用性骨量的丢失，导致肌肉进一步萎缩，骨质疏松症和肌少症加重，更容易跌倒再次发生骨折，如此形成一个恶行循环，最终导致老年人的死亡率大大提高。

肌少－骨质疏松症的预防和治疗

1. 运动疗法

运动一方面可以保持和增加肌量和肌力，另一方面有利于维持骨重建，修复骨骼微损伤，促进骨骼的生长和骨量的维持，还可以增加协调能力。对于老年人，比较推荐规律的负重运动及抗阻力运动，以减少跌倒和骨折风险；还有姿态锻炼和平衡锻炼，也可以有效预防跌倒和骨折，譬如适当的重量训练、行走、慢跑、太极拳、瑜伽、舞蹈等。

运动应循序渐进、持之以恒。患者开始新的运动训练前应咨询临床医生，进行相关评估，对于合并其他急／慢性疾病的老年人需在基础疾病控制稳定后由专业人员制定个性化的运动处方，以避免不适当运动造成的不良风险。

2. 营养疗法

充足的钙摄入对减缓骨丢失、改善骨矿化和维护骨骼健康有益。充足的维生素 D 可帮助肠钙的吸收、促进骨骼矿化、保持肌力、增加肌肉强度、改善平衡能力和降低跌倒风险。优质的蛋白质特别是动物蛋白质可以缓解肌肉进一步衰减，促进肌肉纤维的合成，蛋白质还是促进骨折愈合和修复的重要物质。像上文王教授这样的素食主义者，长期动物蛋白质摄入不足，容易导致肌少症、低蛋白血症、骨折修复慢。因此，老年人需要营养均衡，保持食物的多样性。

3. 药物疗法

目前还没有以肌少症为适应证的药物。同化激素、活性维生素 D、β－肾上腺素能受体兴奋剂、血管紧张素转换酶抑制剂、生长激素以及选择性雄激素受体调节剂等尚在研究中。目前同时可以改善骨质疏松症和肌少症的药物主要是活性维生素 D，活性维生素 D 可以有效地提高骨密度、增加肌肉强度和减少跌倒风险。

【快问快答】

1. 肌少-骨质疏松症如何检测？

答：可以去医院做双能 X 线的骨密度和身体成分测试，一方面了解骨量的多少，另一方面了解肌肉量的多少，还可以通过测量步速、握力了解是否患有肌少症。

2. 肌少-骨质疏松症患者日常三餐饮食怎么安排？

答：早餐可以喝一杯 300 mL 的牛奶、1 只鸡蛋、一些馒头或者稀饭。午餐需要有 1～2 种富含蛋白质的荤菜、1～2 种绿色蔬菜、1 份主食。下午可以吃点炖蛋、坚果、奶酪等点心。晚上可以吃 1～2 种富含蛋白的荤菜、1～2 种绿色蔬菜，适量的豆制品如豆干、老豆腐。晚餐后喝一杯酸奶。尽量做到摄取富含钙和优质蛋白质的食物，并且保持食物的多样性。

3. 肌少-骨质疏松症如何预防？

答：首先生活中要做到饮食均衡，多食用富含钙和优质蛋白质的食物，多晒太阳；其次是及早进行骨骼和肌肉的评估，早期诊断，积极治疗，预防跌倒和骨折。

第 八 节

肌少性吞咽障碍

曹奶奶的老来瘦

曹奶奶今年 82 岁，身高 1.55 m，体重 46 kg，平时注重养生，她觉得所有慢性病如糖尿病、高血脂、脂肪肝甚至有些肿瘤都是肥胖惹的祸，因此严格执行"管住嘴"这一金科玉律，吃饭只吃七分饱，餐桌上常以素食相伴，控制着本来就不胖的身体，践行着"千金难买老来瘦"这一古训。

春夏之交，曹奶奶不慎患上了肺炎，住院治疗期间，她胃口很差，每天只吃一点稀粥和酱菜，有时吃着吃着还出现了明显的呛咳，让本就瘦弱的身体雪上加霜。

女儿小琴想不明白，一向注重养生的老妈怎么啦？后经进一步诊断，原来曹奶奶患上了肌少性吞咽障碍。

数据解读

1. 老年住院患者因卧床休息、患病厌食，住院期间易发生肌少性吞咽障碍，其风险明显高于社区居住的老年人。调查显示，因急性疾病住院的老年患者，入院时的患病率为 30%～40%，此外约有 26% 的老年住院患者在入院 60 天内出现肌少性吞咽障碍。

2. 有统计数据显示，卧床 10 天，体内的肌肉会减少 1～2 kg，即使年轻人也难逃肌肉流失的问题，这种流失是全身性的，包括吞咽肌群，而这种现象更会随着年龄的增长而加剧，严重时会导致肌少性吞咽障碍。

吞咽障碍是怎么发生的

人体有超过 600 块肌肉遍布全身，让我们可以眨眼、微笑、站立、奔跑和跳跃，甚至进食、呼吸和心脏跳动也有赖于它。近年来，肌少症逐渐受到关注，你可能会联想到细胳膊、细腿。肌少症是指以进行性、全身广泛性骨骼肌质量（含量）下降和力量（强度）降低为特征的一类综合征，包括参与咀嚼和吞咽的肌肉力量和质量的下降。

吞咽是指食物经过口、咽和食管到达胃过程中产生的一系列连续动作，需要口、咽部和食管多个肌肉的相互协调。如果这一系列动作中的任何一个发生故障，导致食物不能顺利地从口腔到达胃，称为吞咽障碍；如果是由于全身肌肉减少以及与吞咽相关肌肉减少所引起的吞咽障碍，则称为肌肉减少性吞咽障碍（简称肌少性吞咽障碍）。应当注意的是，神经肌肉疾病引起的肌肉减少症不属于肌少性吞咽障碍。

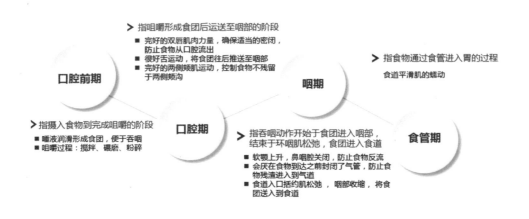

图 3-17　吞咽过程

测一测，你会不会有吞咽障碍

吃饭喝水是我们每天都必须要做的事，几乎每个人都曾有喝水或吃饭不慎被呛的经历，但一般都不太在意，殊不知这看似寻常的小事，如果经常发生，特别是发生在老年人身上，一定要引起重视，它可引起一系列并发症，也有可能危及生命。

老年人可能不知道自己有吞咽障碍，如果有下面的征兆要警惕，应及时就医。

☑ 进餐时间较长；

☑ 吃东西时特别费力；

☑ 吃东西时或吃东西后常有咳嗽；

☑ 吃完东西后声音有所改变；

☑ 经常在吃完东西后清嗓子；

☑ 经常发热或出现肺部感染。

如果发现有上述这些征兆，可以在家中做个简单的测试：

在水杯中倒入 30 mL 温开水，按照日常喝水的方式，坐着喝完，记录喝水用的时间，并观察有没有呛咳。参考这个表格就可以知道吞咽功能是否异常。对于分级在 3～5 级的人群，建议到医院做专业检查。

表 3-1　饮水试验

1. 能 1 次饮完，无呛咳、停顿（5 s 以内）	
2. 分 2 次饮完，但无呛咳、停顿	
3. 能 1 次饮完，但有呛咳	
4. 尽管分 2 次饮完，但有呛咳	
5. 有呛咳，全部饮完有困难	
评估标准 正常范围：1 次饮完，在 5 s 以内 可疑：1 次饮完，在 5 s 以上或分 2 次饮完 异常：上述 3～5 项	

除了饮水试验，也可以通过筛查问卷，一一回答量表上的问题，根据实际情况打分，最后计算总分，如果≥ 3 分，说明您吞咽功能存在问题，需要去医院做进一步评估。

表 3-2　吞咽筛查表

问　　　　题	0分	1分	2分	3分	4分
1. 我的吞咽问题已经使我体重减轻					
2. 我的吞咽问题影响到我在外就餐					
3. 吞咽液体费力					
4. 吞咽固体费力					
5. 吞咽药片（丸）费力					
6. 吞咽有疼痛					
7. 我的吞咽问题影响到我享用食物的快感					
8. 我吞咽时有食物卡在喉咙里					
9. 我吃东西有时会咳嗽					
10. 我吞咽时感到紧张					

自测发现异常后需就医确诊，医生会通过专业的评估方法，确诊您是否患有肌少性吞咽障碍。

多维因素导致吞咽障碍

1. 衰老引起的吞咽肌群质量和力量下降

从童年到青年，肌肉组织不断变大变强。然而，在中年的某个时候这条轨迹改变了方向，很多肌肉开始退化，肌肉组织被脂肪和结缔组织取代，与吞咽相关的肌肉因衰老而失去质量，包括咬肌和舌肌的肌肉质量下降或体积减小，舌肌的强度降低；咽壁厚度变薄以及咽部肌肉萎缩，导致咽腔增大；食管上括约肌的闭合不够充分等。这些变化均会导致吞咽功能受损。

随着年龄增长，喉头的生理位置会下降（支撑喉头的肌肉及韧带出现松弛而导致），为了完成吞咽动作，吞咽时喉头的上移幅度增大，这种生理结构的变化也是导致吞咽障碍的危险因素。

2. 日常活动量减少导致吞咽能力下降

老年人日常活动量与摄食能力明显相关。在围手术期患者中，手术后超声检查显示舌肌出现萎缩，尤其是手术后 2 周内无法恢复到术前摄食量的患者，其舌肌萎缩明显。老年吸入性肺炎患者往往卧床并接受禁食治疗，加重了肌肉分解，导致舌肌和膈肌萎缩，此外，呼吸肌、骨骼肌和吞咽肌均出现萎缩。

3. 营养不良

营养不良是导致吞咽障碍的原因之一，正常吞咽的特点是肌肉快速收缩，吞咽肌群含有较高比例的 II 型纤维（快缩型纤维），而 II 型纤维比 I 型纤维（慢缩型纤维）更容易受到营养不良的影响。营养不良还会导致体重下降，从而导致骨骼肌减少进一步发展造成恶性循环。

4. 疾病因素

慢性进展性疾病导致骨骼肌减少，促炎因子释放，合成代谢激素分泌减少，分解代谢激素分泌增加，进而使肌肉生长受到限制，因此较其他疾病更易出现吞咽障碍。

肌少性吞咽障碍危害严重

肌少性吞咽障碍会引起一系列并发症。当细小食物进入气道，人体会出现保护性的咳嗽反射，即不让食物继续进入气道，通过咳嗽把食物吐出来，但是如果老年人不能及时把食物咳出，则可引起发热或吸入性肺炎，因老年人体力衰退、免疫力降低，吸入性肺炎常常成为"催命符"；当大块的食物进入气道可能会阻碍呼吸，引起更严重的后果，即"窒息"。

此外，患者还可能出现脱水、体重下降甚至营养不良，以及由此导致的患者心理与社会交往障碍，影响生活质量、增加医疗费用和不良预后。

给肌少性吞咽障碍患者开小灶

1. 营养治疗

营养治疗是防治肌少性吞咽障碍的有效手段，适当的饮食无论是从预防营养不良的角度，还是从预防误咽的角度，都是很重要的。因此，除了要提供充足的能量和富含亮氨酸的蛋白质来源以外，还应调节食物的性状，保证吞咽障碍患者安全、有效地进食。

在所有食品中，水的流动性高、凝聚性低，在口腔和咽内较快移动极易造成细碎液体进入气管而引起呛咳。因此，水是最难吞咽的食物，误咽风险高。为了抑制流动性，增强内聚性，水的稠度很重要。稠度增加，在口腔及咽喉部慢慢流动，误咽的风险降低；但是，并不是越稠越好，因为过于黏稠的液体黏附性会增加，反而容易残留在口腔或咽腔，甚至有窒息的危险。因此，吞咽障碍患者液体稠度的选择应根据临床评估结果，稠度的调节通过添加增稠剂来实现。

有些固体食品不易咀嚼，无法产生适于吞咽的食团；还有些固体食品虽然不很坚硬（如饼干、酥饼等），但会快速产生大量粉末状颗粒，很快吸干口腔内的唾液，造成短时间口腔干燥，食物颗粒散落，长时间不能形成食团，极易引起呛咳。可采取以下措施：

> **制作 Tips**
>
> 如果想要使食物变得柔软、顺滑，可以将食材粉碎加工成泥状，并加入类似琼脂的物质，使食物的口感像慕斯一样顺滑易于吞咽。
>
> 由于在粉碎过程中需加入一定量的高汤或水，这样的话食物的营养就被稀释了，需注意适当的营养补充。此外，在烹饪时还要兼顾营养及食物的色、香、味、形。

（1）硬的变软：将较硬的食品搅拌粉碎，以便于咀嚼和吞咽；

（2）避免过大颗粒：减少口腔咀嚼的难度；

（3）避免异相夹杂：避免固体和液体混合在一起食用，避免进食容易液固分相的食物；

（4）食物的质地要求均一和顺滑。

2. 重点关注吞咽肌的训练

运动是防治肌少性吞咽障碍的有效手段，抗阻训练和复合运动［有氧，柔韧性和（或）平衡训练的混合］可改善全身肌肉力量和功能，建议抗阻训练或复合运动至少持续 3 个月或更长时间。此外，肌少性吞咽障碍的康复治疗应重点关注吞咽肌的训练。

（1）舌压抗阻反馈训练：是提高舌活动能力的一种训练方法，常用工具有舌压仪，也可以使用带有水囊的自制导管，每周 3 天，每天 3 次，每次 30 组舌部抗阻运动，持续 8 周，可使患者的舌肌压力峰值上升，这是一种直观地将患者舌的抗阻上抬能力通过压力值显示的正反馈训练技术。虽然肌肉减少症患者舌部力量和舌厚度降低，但是抗阻训练可以改善舌肌功能，具有可逆性。

（2）抬头训练（Shaker 训练）：目的是提高食管上段括约肌开放的时间和宽度，促进清除吞咽后因食管上段括约肌开放不全而引起的咽部残留食物。训练由两部分组成：一个等长部分，包括三个持续 60 s 的抬头动作，在两次连续的头部提升之间有每次 60 s 的休息时间；一个等速部分，包括以恒定速度连续进行 30 次抬头。研究表明，每天进行 3 次，持续训练 6 周后，舌骨前部和喉部肌肉以及吞咽前后上食管括约肌开口直径增加，加强抬头肌肉是治疗肌少症吞咽困难的有效方法。

3. 下颌后缩阻力运动（CTAR）

CTAR 是强化舌骨上肌群力量的新方法，患者取坐位，收下巴以压缩一个充气橡胶球。与 Shaker 训练相比，CTAR 运动后显示舌骨上肌群的最大激活水平显著增加。由于 CTAR 训练强度低，患者的依从性较好，因此 CTAR 对于改善肌少性吞咽障碍患者的吞咽功能可能更可行和有效。

【快问快答】

1. 如果怀疑自己的吞咽功能出现问题，如何自测？

答：我们可以在家中做个简单的测试。在水杯中倒入 30 mL 温开水，按照日常喝水的方式坐着喝完，记录喝水用的时间，并观察有没有呛咳。参考表 3－1

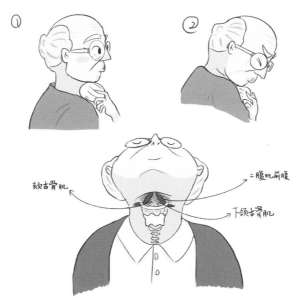

图 3-18　下颌后缩阻力运动

就可以知道吞咽功能是否异常。此外，还可以通过筛查问卷，回答量表上（表3-2）的问题，根据实际情况打分。如果饮水试验评分在 3～5 级，或量表评分总分 ≥ 3 分，说明您的吞咽功能存在问题，需要去医院做进一步的吞咽功能评估。

2. 肌少性吞咽障碍患者的饮食如何管理？

答：营养治疗是防治肌少性吞咽障碍的有效手段，除了每日要摄入充足的能量和蛋白质以外，还要采取调节食物性状的方法，降低吞咽难度，从而保证安全进食，预防误咽。医生和营养师会根据患者吞咽功能的评估结果，给出适当的饮食方案。对于喝水容易呛咳的患者，建议在液体中加入适量的增稠剂，增加液体的稠度，延缓液体在口咽部的流速，预防误咽；对于吞咽固体食物容易出现呛咳的患者，建议要将食材切小、煮软或用搅拌机粉碎打成泥状，泥状食物黏附性较强，容易在咽部残留，建议要加入适量的胶凝剂，降低食物的黏附度，使食物顺滑、易吞咽，能顺利地通过口腔、咽部和食管。

3. 肌少性吞咽障碍患者在进食时要注意些什么？

答：（1）要在意识清醒状态下进食；（2）取坐位或半坐卧位进食，进餐时应把食物放在口中最能感受食物的位置；（3）采用适宜的一口量进食；（4）控制进食速度，前一口吞咽完成后再进食下一口，避免两次食物重叠入口的现象；（5）有义齿的患者，应戴上义齿进食；（6）有认知障碍的患者，可适当给予其口令提示；（7）若出现呛咳，应停止进食；（8）保持口腔清洁；（9）餐后保持坐位或半坐卧位 30 min 以上。

第 九 节

糖尿病与肌少症

李阿姨饿出低血糖

李阿姨今年 68 岁，身高 1.60 m，既往体重 58 kg。5 年前体检时发现血糖升高，去医院进一步确诊为 2 型糖尿病。医生告诉李阿姨，糖尿病患者不仅要在医生指导下用药或者注射胰岛素，还要注意控制饮食和适当运动。李阿姨以为控制饮食就是尽量少吃，而且听周围病友说主食吃多了会升高餐后血糖，越少吃越好。于是，李阿姨 5 年来坚持饮食清淡，每餐仅吃 50 g 左右的米饭，也不敢吃肉，怕血脂高。之前李阿姨还有每天晨练的习惯，可两年前一次晨练打太极时，突然觉得心慌、冒冷汗，站立不稳摔了一跤，医生告诉李阿姨这是发生了低血糖，老年人出现低血糖后果很严重，从此，李阿姨就不敢晨练了。最近一年来，她发现体重持续降低，只有 48 kg，而且双腿感觉没力，走一会儿路就容易疲累，也怕跌倒，这让家住 4 楼的李阿姨很苦恼。

数据解读

1. 我国糖尿病发病率有逐年增高的趋势，2013 年的调查发现，我国成人糖尿病的患病率为 11.6%，约 1.139 亿人。2 型糖尿病是老年人的主要健康负担，约有 25% 的 65 岁以上老年人患有 2 型糖尿病。

2. 老年糖尿病患者多处于骨骼肌营养不良状态，与血糖正常者相比，2 型糖尿病患者肌肉衰减的风险增加 1.63 倍，我国 60 岁以上老年 2 型糖尿病患者中肌少症的患病率为 15%。

3. 2 型糖尿病合并肌少症的老年人，体力活动明显减少。调查发现，高达 70% 的老年糖尿病患者难以进行常规体力活动，下肢活动受限尤其明显。与血糖正常者相比，糖尿病患者的步速降低、活动能力受损与下肢肌肉质量和力量下降有关，且并发肌少症的老年糖尿病患者往往预后不良。

- 研究显示，糖尿病心脑血管病变引起的死亡率在糖尿病患者中占到80%；
- 全球每30 s就有1人因糖尿病而截肢；在35～64岁的年龄段中，每10个人中至少有1人死于糖尿病。

糖尿病与肌少症"狼狈为奸"

糖尿病和肌少症互相影响，不仅老年糖尿病患者患上肌少症的风险增加，肌少症老年人患2型糖尿病的风险也会增加。导致老年人肌肉萎缩的因素有很多，如营养不足、缺乏身体活动、年龄增长相关的激素变化等。老年糖尿病患者因胰岛功能下降，血糖波动较大，会在此基础上加速肌肉质量和力量的减少。肌少症对于老年糖尿病患者的血糖控制不利，是影响血糖波动的主要因素之一，也增加了患者跌倒骨折甚至死亡的风险。

糖尿病患者肌肉减少的原因有很多。糖尿病的常见症状是"三多一少"，其中伴随着体重的减轻，肌肉质量和力量有不可避免的损失。糖尿病患者体内胰岛素敏感性下降，也会导致体内肌肉蛋白质的合成减少、降解增加，表现为肌肉质量下降，增加糖尿病患者罹患肌少症的风险。高血糖水平是加速肌少症发生发展的重要危险因素。血糖控制不好的糖尿病患者体内容易形成糖基化终产物（AGEs），这种与血糖浓度相关的产物在骨骼肌和软骨中积聚会导致糖尿病患者的肌肉、关节僵硬，表现为老年糖尿病患者的握力变小，步行速度变慢。此外，高血糖会导致炎症反应，对老年人的肌肉质量、力量和身体机能均有不利影响。糖尿病周围神经病变及周围血管病变是老年糖尿病患者的常见并发症，它会导致肌肉萎缩和远端骨骼肌无力。患有周围神经病变的糖尿病患者小腿肌肉间浸润的脂肪组织较多，导致肌肉力量和身体功能下降。因此，老年糖尿病患者因胰岛细胞功能下降、血糖波动水平较大和并发症增加，其肌少症的发病率也会增高。

糖尿病相关肌少症对预后的影响

患有肌少症的老年糖尿病患者，因为身体活动减少，通常会并发食欲减低及体重下降，这些都是低血糖发生的危险因素。老年患者由于血糖感知能力和自我调节能力减弱，低血糖反应持续时间更长、恢复更慢，更容易发生无意识低血糖和严重低血糖。大脑缺乏足量葡萄糖供应，会出现嗜睡、昏迷、跌倒或突发行为改变等一系列脑功能障碍表现，严重者甚至会诱发心脑血管不良事件、加重认知障碍甚至死亡。所以，在老年人出现跌倒、突发行为异常时，家属应该想到有可能是发生了低血糖。此外，随着年龄增长，患有肌少症的老年糖尿病患者骨骼肌逐渐减少、肌肉力量下降、步态稳定性下降、平衡功能减退，常见后果就是容易跌倒，从而增加骨折风险。由于跌倒而致残，老年糖尿病患者住院率提高，卧床时间延长。同时，肌少症还可增加老年糖尿病住院患者肺部并发症的发生率。

老年糖尿病患者，尤其是病史较长的患者，主要的大血管并发症是动脉粥样硬化。肌少症会造成老年患者基础代谢率下降及体重增加，增加老年人肥胖、心血管疾病的发生率。衰弱是衰老的表现之一，也常继发于肌少症和多种疾病的不适当处理后，衰弱是老年2型糖尿病患者发生心血管不良事件及死亡的一个独立危险因素。因此，并发肌少症的老年糖尿病患者发生心血管不良事件的概率也明显增高。

糖尿病并发肌少症还会加重患者的心理障碍。近年来，调查显示糖尿病心理障碍患病率高达30%～50%。糖尿病心理障碍主要表现为抑郁、焦虑等。肌少症会使老年人生活质量明显下降，造成信心缺失和心理负担加重。并发肌少症的老年糖尿病患者，焦虑或抑郁状态更为严重，发生认知功能障碍的概率也明显升高。

"一箭双雕"的营养治疗

目前，治疗糖尿病合并肌少症的主要方法是改变生活方式，包括营养治疗和运动治疗两方面。

1. 营养治疗：增加植物来源的蛋白质摄入量

营养治疗是糖尿病并发肌少症的治疗方案中最容易被接受的，包括增加蛋白质的摄入、氨基酸、维生素 D 及 ω-3 多不饱和脂肪酸的补充等。确保充足的蛋白质摄入对骨骼肌的维持和生长非常重要。建议老年人最佳的蛋白质摄入量是每日 1.2～1.6 g/kg，并适量增加富含亮氨酸等支链氨基酸的优质蛋白质。动物蛋白摄入量较高的个体发生糖尿病风险也会升高，因此建议糖尿病并发肌少症的老年患者增加植物来源的蛋白质摄入量。维生素 D 能影响新陈代谢和肌肉健康，人体缺乏维生素 D 会导致身体机能下降、血糖控制不佳。目前的研究结果表明，维生素 D 缺乏人群中，无论是否伴有糖尿病和肌少症，补充维生素 D 均可以提高肌肉力量，降低跌倒和骨折风险。ω-3 多不饱和脂肪酸可以提高氨基酸的利用率，帮助肌肉合成，减缓肌肉蛋白质的分解，同时对抗炎症，有效避免肌少症。单独补充 ω-3 多不饱和脂肪酸或与运动相结合均可改善代谢和肌肉健康。相关研究结果显示，补充富含 ω-3 多不饱和脂肪酸的鱼油或亚麻籽油，能改善老年人的步速，增加下肢肌肉体积和握力。

2. 运动治疗：每天步行 5 000 步

高水平的体力活动可以预防 2 型糖尿病和肌少症的发生。40 岁以上的成年人参加任意体育活动都会降低肌少症的风险。有氧运动能改善代谢健康，但通常不能有效提高肌肉力量，抗阻运动能有效改善肌少症患者肌肉质量和功能。因此，目前抗阻训练、有氧运动与饮食营养相结合可能是改善老年人代谢和肌肉骨骼健康的最有效策略。建议每周进行 150 min 的中等强度的有氧运动（最大心率的 50%～70%），或者每天步行超过 5 000 步，再加上 1 周 3 次 20 min 的抗阻训练，可以改善肌肉力量，预防肌少症。

【快问快答】

1. 老年糖尿病患者每天需要摄入多少蛋白质才能避免肌少症？

答：建议老年人最佳的蛋白质摄入量是每日 1.2～1.6 g/kg 体重。以体重

48 kg 的李阿姨为例，她每天需要摄入 57.6～92.8 g 蛋白质，此外还可适量选择富含亮氨酸的乳清蛋白，或增加植物蛋白的比例。

2. 除了营养治疗以外，老年糖尿病患者还有什么方法来预防肌少症？

答：老年糖尿病患者可以通过抗阻训练、有氧运动与营养补充相结合的方案来预防肌少症。建议在保证充足营养的基础上，每周进行 150 min 的中等强度有氧运动（最大心率的 50%～70%），或者每天步行超过 5 000 步，再加上 1 周 3 次 20 min 的抗阻训练。

3. 老年糖尿病并发肌少症患者在运动时如何预防低血糖？

答：运动应适度，达到全身发热，轻微出汗，不感心慌的程度就可以。不要空腹运动，餐后 1.5 h 再运动，运动总时间 30～60 min 为宜。运动前中后要测血糖，可根据运动量增加碳水化合物的摄入或减少胰岛素的剂量。平时要坚持测血糖，做到定时定量进餐，随身携带含糖食品（如葡萄糖片、糖果等），一旦发生低血糖，应立即食用。

第 十 节

肾脏病与肌少症

齐阿姨为什么腿脚肿了

齐阿姨今年 73 岁，3 个月前开始感觉两侧腿和脚慢慢肿起来，最近 1 周逐渐加重，并且感觉乏力，搬东西也比以往更加吃力，于是到医院肾脏内科就诊，入院接受治疗。

通过进一步询问病情，医生发现，齐阿姨有慢性肾功能不全史数年，但平时不规律服药。此外，齐阿姨还有高血压病史 30 年余，收缩压最高达到150 mmHg，平时口服苯磺酸左氨氯地平片降压，血压控制比较理想。进一步查体结果显示，血压 120/70 mmHg，心率 78 bpm，下肢轻度水肿。生化检查：肌酐360 μmol/L ↑，尿酸 453 mmol/L ↑，肾小球滤过率 15 mL/min。

因为有慢性肾功能不全病史，齐阿姨和老伴荤菜吃得较少，有时连鸡蛋和牛奶也不是每天都吃。这次发病后，齐阿姨的食欲更差了，甚至食量比之前减少一半左右，体重下降 2 kg，目前体重 50 kg，身高 164 cm，体质指数（BMI）18.6 kg/m^2。

数据解读

1. 人类的肌肉力量达到峰值的年龄大约在 30 岁，20～90 岁骨骼肌质量大约减少了 50%，50 岁以后每十年以 8% 的速率下降，70 岁以后大约每十年下降速率会达到 15%。

2. 慢性肾脏病肌少症是继发性肌少症的一种类型，随着肾脏病情的发展，肌少症发生率逐渐升高，显著高于普通人群，60～70 岁慢性肾脏病老年人肌少症的患病率为 5%～13%，80 岁及以上可达 11%～50%。

3. 尿毒症患者肌少症的发生率上升尤为明显，研究发现在老年血液透析患者中，肌少症的患病率高达 45%～63%。

肾病越严重，肌少症继发率越高

慢性肾脏病肌少症是继发性肌少症的一种类型，随着肾脏病情的发展，肌少症发生率逐渐升高，其中尿毒症患者尤为明显。

上述案例中的齐阿姨发病以来，体重下降，胃口差，并伴有运动耐力的下降。营养风险筛查 NRS 2002 评分为 4 分，存在营养风险。采用生物电阻抗设备进行检查，结果显示四肢骨骼肌质量指数为 5.03 kg/m^2，握力为 12.3 kg，表明存在肌少症。因此，在治疗原发病的基础上，应加强营养支持，防止病情继续恶化，并注意蛋白质的补充，进行适度的抗阻运动。

合理的营养支持可以维持或改善患者的营养状况，减轻临床症状，延缓慢性肾功能不全的病程进展。应对每位患者进行个体化的营养治疗，可以根据患者的肾功能情况确定是否采用低蛋白饮食。需要注意的是，蛋白质的来源要以优质蛋白质为主，并且要保证总体能量摄入足够。考虑到患者伴有下肢轻度水肿，膳食还应适当限制钠盐的摄入。

多因素导致肾脏病肌少症

慢性肾脏病（CKD）伴肌少症有多种病因，包括营养因素、激素因素、炎症因素、尿毒症因素等。多种因素交织在一起共同导致肌少症的发生、发展，在不同病程时期有不同因素起着主导作用。

1. 蛋白质摄入不足的矛盾

肾病患者往往存在不同程度的食欲减退、消化功能障碍，从而引起各种营养素摄入不足。蛋白质摄入不足会引起肌肉蛋白分解大于合成，肌纤维及肌质蛋白合成减少，肌肉质量及力量明显下降。此外，营养摄入不足更容易使肾病患者并发炎症和代谢性酸中毒，进一步促使肌少症的发生。肾病患者体内维生素 D_3 向其活性形式转化减少，再加上营养摄入不足，导致血清 1，25-二羟维生素 D_3 水平降低；活性维生素 D 水平与肌肉力量及物理体能呈正相关，维生素 D 缺乏与肌肉消耗、肌肉萎缩尤其是 Ⅱ 型肌纤维萎缩引起的肌少症密切相关。临床研究发现，肾病患者补充维生素 D 后，血液中炎症水平明显下降，肌肉体积和强度较前增加。

2. 炎症细胞因子可以加速骨骼肌蛋白水解

肾功能不全患者在早期循环中 TNF-α、IL-6、C 反应蛋白（CRP）等炎性细胞因子开始升高，随病情进展，其水平更高。炎性细胞因子可以加速骨骼肌蛋白水解，增加肌肉生长抑制素，进而导致肌肉萎缩。炎症水平升高与蛋白质合成减少及分解增加有关，炎症程度越高，肌肉质量越低，患者发生肌少症的风险越大。

3. 多种激素因素的影响

慢性肾脏病患者往往伴随着生长激素和性激素减少、肌肉生长抑制素过度表达、胰岛素和胰岛素样生长因子水平降低、糖皮质激素和血管紧张素 Ⅱ 的增加，这些因素从慢性肾脏病早期到血液透析阶段会发生不同程度的改变，影响肌肉蛋白质的合成和降解，最终导致患者出现骨骼肌质量下降和力量降低。

4. 尿毒症，绕不过的"坎"

肾病患者常常并发代谢性酸中毒。代谢性酸中毒可通过增加肌肉消耗、加速肌肉萎缩、减少肌肉蛋白合成、减慢蛋白更新速率，最终导致骨骼肌萎缩。研究表明，纠正代谢性酸中毒可以改善终末期肾病患者的肌肉质量。此外，患者体内的有害物质的累积可以抑制骨骼肌的增殖分化，诱导肌肉萎缩，从而加速肌少症的发展。

除上述因素外，肾功能不全患者肌少症的发病机制还有缺乏运动，氧化应激及线粒体功能紊乱，蛋白能量消耗，使用袢利尿剂、糖皮质激素、降脂药物，共存感染等，共同导致肌肉蛋白负平衡，加剧患者肌少症的发生发展。

肾脏病肌少症的危害

慢性肾脏病肌少症主要表现为体质量减轻，行走速度减慢，活动能力进行性下降，甚至难以完成翻身、坐立、步行、爬坡等日常行为，且发生跌倒、骨折、感染、丧失生活独立性及死亡的风险增加。肌少症还跟营养不良同时并存，如不能及时得到改善，会严重影响患者预后，加速肾脏病进展，增加尿毒症发生风险，加快疾病进入透析治疗的进程，延长住院时间，降低生活质量，更严重的是在各种因素的相互作用下形成恶性循环，最终导致死亡（见图3-19）。

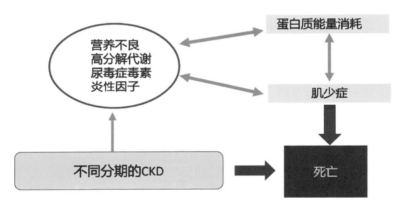

图3-19　CKD患者蛋白质营养消耗与肌少症的相互关系

肾脏病肌少症的预防和治疗

肾脏病肌少症患者的营养治疗在疾病的综合治疗中具有重要的地位，主要关键点包括以下几个方面。

1. 足够的膳食营养　保证摄入足够的主食、油脂类和蔬菜，从而可以提高蛋白质的利用，促进肌肉蛋白质的合成。但是同时应根据肾功能情况，注意荤菜、牛奶和鸡蛋的摄入总量，从而避免加重肾脏负担。如果荤菜的量控制得比较严格，可以选择低蛋白质的大米和面粉，并且在血脂和血糖正常的情况下，适当增加油脂和主食的摄入。

2. 充足的维生素 D　在维生素 D 缺乏的老年患者应在医生指导下可以适当增加海鱼、蛋黄等富含维生素 D 食物的摄入，补充维生素 D 制剂。

3. 增加抗氧化营养素的摄入　食用富含抗氧化营养素（如维生素类、多酚类和植物化学物质）的食物，可以减少氧化应激。

4. 保证运动量　结合抗阻力运动，提高骨骼肌质量及肌肉质量，改善肌肉力量和身体功能。

【快问快答】

1. 肾脏病患者摄入多少蛋白质比较合适？

答：肾病稳定期一般推荐蛋白质摄入量是 0.8～1.0 g/kg，也就是一个 60 kg 的患者一天需要的蛋白质是 48～60 g；发作期蛋白质的推荐量小于 0.8 g/kg，其中优质蛋白质占 1/2 左右。对于具体食物的摄入量，可以参考营养师的专业指导。

2. 在家如何简单自查肾脏病肌少症？

答：诊断肌少症，主要从骨骼肌的质量、力量、功能三个维度来综合判定。一般可以先在家自查，通过简单的提重物、行走、座椅起立、攀爬楼梯等的难易程度以及跌倒次数来简易地识别，程度越困难、跌倒次数越多，出现肌少症的可能性越大。当出现这种情况后，建议到医院营养科就诊，进行专业的诊治。

3. 肾脏病肌少症患者怎么合理地安排运动？

答：肾脏病肌少症患者尽量减少静坐时间，增加身体活动量，可以多选择抗阻力运动，如举哑铃、仰卧起坐等，建议每天累计 40～60 min 中-高强度的运动，如快走、慢跑，其中抗阻力运动 20～30 min，每周至少 3 天。

第 十 一 节

女性生殖健康与肌少症

小郭为什么长痘痘

小郭今年 19 岁，是个爱美的女孩儿，身高 164 cm，体重一直维持在 55～57 kg。让小郭苦恼的是，从 12 岁初潮开始，她就一直月经不规律，脸上还总是油油的，青春痘此起彼伏，在当地医院就诊，被诊断为多囊卵巢综合征，予达英 35（短效复方口服避孕药）治疗一年。此后小郭停药，但月经仍不规律，30～60 天一行，脸上的痘痘又开始肆虐。"总不能一直口服短效避孕药吧？"为此，小郭非常苦恼。

小郭带着满心疑问前去医院就诊，内分泌激素及妇科超声检查表明，小郭属于体重正常的多囊卵巢综合征患者，雄激素水平较高，且已出现严重的胰岛素抵抗。进一步检测发现，小郭的骨骼肌重量标准占比为 88.6%（正常范围是 90%～110%），骨骼肌指数（SMI）为 6.08，而体脂率 30.2%（正常范围是 18%～28%），属于低骨骼肌高体脂。

医生为小郭量身制定了全新的治疗方案，并不是选择短效口服避孕药，而是针对小郭的低骨骼肌高体脂问题采用增肌为主、适当减脂的生活方式治疗 3 个月。生活方式干预后第 1 个月，小郭已逐渐恢复自发排卵（基础体温呈不典型双相）；干预后第 3 个月，小郭已恢复自发排卵（基础体温显示双相），脸上痤疮已明显好转，骨骼肌重量标准占比增加至 97.6%，骨骼肌指数增加为 6.28，体脂率降至 28.2%，胰岛素抵抗已明显改善。

数据解读

1. 体脂率正常范围是 18%～28%。

2. 骨骼肌是人体重要的内分泌器官之一，也是葡萄糖代谢的主要场所，承担了人体 70%～90% 的葡萄糖代谢。

肌少症对葡萄糖代谢的"三连击"

1. 肌少症易导致胰岛素抵抗

骨骼肌是附着于骨骼上的肌肉，是人体体内数量最多的组织，在人体中占体重的 40%。骨骼肌的收缩、舒张可以使人进行多种运动，也能使人体维持姿势，对人体有保护的作用。但是，骨骼肌是人体重要的内分泌器官之一，可通过多种方式参与调节机体的能量代谢，也是胰岛素介导的葡萄糖代谢的主要场所，承担了人体 70%～90% 的葡萄糖代谢，骨骼肌含量的减少可导致胰岛素的敏感性下降，出现胰岛素抵抗，后者可加快代谢综合征的发生。

2. 骨骼肌含量越低，代谢综合征发生风险越高

全身骨骼肌含量与身高和体重呈正相关，也会随年龄的增加呈显著的下降趋势。骨骼肌含量与代谢综合征的发生呈负相关，即骨骼肌含量越低，代谢综合征发生的风险就越高。另外有研究也发现，四肢骨骼肌含量的增加对代谢综合征的发病有保护作用。

3. 体脂与骨骼肌对高血糖具有交互作用

尽管在低体脂率的人群中骨骼肌的含量与血糖代谢的异常未见统计学关联，但是在高体脂率的人群中骨骼肌含量高的人群，血糖代谢异常的风险显著低于骨骼肌含量低的人群，提示体脂与骨骼肌的交互作用中，骨骼肌在机体糖代谢及胰岛素抵抗的产生过程中起着保护作用。

胰岛素抵抗与女性生殖健康休戚相关

1. 胰岛素抵抗可导致女性雄激素过多

胰岛素是机体进行糖利用的重要调节激素，也是卵巢行使正常功能的重要激素。当胰岛素不能有效促进周围组织摄取葡萄糖及抑制肝脏葡萄糖输出，则称为

胰岛素抵抗或胰岛素敏感性下降；机体为了维持体内血糖的稳定，代偿性的会分泌过多胰岛素，即产生高胰岛素血症。

当出现高胰岛素血症时，过多的胰岛素会对卵巢和肾上腺两个内分泌腺的雄激素分泌具有促进作用。另外，胰岛素也可抑制肝脏性激素结合球蛋白（SHBG）的合成，后者与体内雄激素活性密切相关，当循环中 SHBG 下降时，体内的雄激素的活性会明显升高。

过多的胰岛素还可通过上调卵巢胰岛素样生长因子 -1（IGF-I）的受体数目而放大胰岛素自身及胰岛素样生长因子 -1（IGF-I）的生物学效应。另外，过多的胰岛素还可通过抑制卵巢和肝脏产生胰岛素样生长因子 -1 结合蛋白（IGFBP-I），从而使全身和卵巢局部的 IGF-1 活性进一步升高，因此，过多的胰岛素还通过自身及升高的 IGF-I 而促进女性雄激素的分泌，可加重女性雄激素过多的体征形成，如痤疮、多毛、脱发、肥胖等。

2. 胰岛素抵抗易导致卵泡发育障碍

正常的卵泡从始基卵泡开始，自主发育到窦前卵泡，再到窦腔卵泡，最后发育到成熟至排卵，经历初始募集、自由生长阶段，调控生长阶段，分化阶段及最终成熟阶段 4 个阶段，期间包括 2 次募集，即由始基卵泡自主发育的初始募集、由窦腔卵泡在 FSH 作用下的周期性募集。

当胰岛素抵抗、雄激素过多时，可明显抑制卵泡发育成熟。当卵泡不发育或发育不良时，易造成月经紊乱（闭经、异常子宫出血、不孕等），也容易导致胚胎发育异常，出现流产、死产等。

3. 胰岛素抵抗影响女性受孕

妊娠的最初期是胚胎在子宫腔的扎根过程。影响最初期妊娠成功的重要因素主要包括胚胎质量、子宫内膜容受性。子宫内膜容受性是指在胚胎种植窗口期子宫内膜对胚胎的接受能力，指子宫内膜处于一种允许胚胎着床的状态。

子宫内膜的良好血供对维持良好的子宫内膜容受性有重要作用。当体内出现胰岛素抵抗时，一方面高胰岛素血症可以影响胚胎着床；另一方面，高胰岛素血症可通过氧化应激作用等方式，干扰母体与胎儿界面的血液供应，影响胚胎的发育。另外，胰岛素抵抗还直接激活凝血因子和血小板，诱发子宫内膜局部微血栓形成，造成子宫内膜血供不足。故胰岛素抵抗易造成子宫内膜容受性下降，常导致不孕，甚至自然流产。

4. 长期胰岛素抵抗易导致不良妊娠

胰岛素抵抗时，过多的胰岛素可诱发胎盘血栓形成，造成体内细胞免疫状态紊乱，易导致自然流产。另外，胰岛素抵抗如果不能得到及时纠正，常可增加妊娠期并发症的发生，如妊娠期糖尿病、高血压、胎盘早剥、胎死宫内以及胎儿畸形的发生率、首次剖宫产率升高，新生儿并发症增多，同时胎儿成年后出现肥胖、胰岛素抵抗和糖尿病的风险增加。

5. 长期胰岛素抵抗易导致子宫内膜异常增生

当女性正常排卵受到影响时，子宫内膜易在雌激素长期作用下而缺乏孕激素保护，可发生增生病变，甚至发生子宫内膜癌。胰岛素抵抗是造成女性不排卵的常见原因之一，胰岛素抵抗时，机体出现代偿性高胰岛素血症，后者可促进体内雄激素及雌激素活性明显增加，一方面可促进子宫内膜细胞的增生，另一方面可抑制内膜细胞凋亡，还可增加内膜细胞血管上皮细胞生长因子（VEGF）的合成，可导致局部异常增生组织的血管形成，从而增加子宫内膜癌发生的风险。

预防肌少症，多重增肌

研究发现，通过体育锻炼联合良好的营养状况可以预防骨骼肌的减少。有效运动对增加肌肉力量有显著作用，常见的是抗阻训练，如渐进式阻力训练，参与者是在负荷增加的情况下进行锻炼，是一种公认的预防骨骼肌减少的方法，抗阻运动能增加骨骼肌力量和质量、提高肌蛋白合成速率、促进蛋白质的合成。此外，饮食补充也非常重要。在此基础上，应积极治疗相关慢性疾病，如糖尿病等。

另外，还需戒除不良嗜好，如长期酒精摄入会导致肌肉纤维的萎缩；长期吸烟也会减少蛋白质的合成，并加速蛋白质的降解，导致骨骼肌减少的发生。

1. 两种分型，对号入座

根据患者的体成分测定以及女性的体质量指数（BMI），再结合女性的体脂率及骨骼肌重量标准占比，将超重和肥胖的女性分为 3 型，将非肥胖的女性分为 6 型（表 3-3），其中当骨骼肌重量标准占比＜ 90% 时，属于骨骼肌减少的范畴。

表 3-3　女性的体成分特征分型

分　型		体 脂 率	骨骼肌重量标准占比
超重和肥胖组（BMI ≥ 24）	高体脂高肌肉型	体脂率＞ 28%	骨骼肌重量标准占比＞ 110%
	高体脂正常肌肉型	体脂率＞ 28%	90% ≤骨骼肌重量标准占比≤ 110%
	高体脂低肌肉型	体脂率＞ 28%	骨骼肌重量标准占比＜ 90%
非肥胖组（BMI ＜ 24）	高体脂正常肌肉型	体脂率＞ 28%	90% ≤骨骼肌重量标准占比≤ 110%
	高体脂低肌肉型	体脂率＞ 28%	骨骼肌重量标准占比＜ 90%
	正常体脂正常肌肉型	18% ≤体脂率≤ 28%	90% ≤骨骼肌重量标准占比≤ 110%
	正常体脂低肌肉型	18% ≤体脂率≤ 28%	骨骼肌重量标准占比＜ 90%
	低体脂正常肌肉型	体脂率＜ 18%	90% ≤骨骼肌重量标准占比≤ 110%
	低体脂低肌肉型	体脂率＜ 18%	骨骼肌重量标准占比＜ 90%

注：根据亚洲人群的体型，育龄女性 BMI=21 为标准体型。患者的骨骼肌重量标准占比 = 实际骨骼肌质量 / 标准骨骼肌质量 ×100%，标准骨骼肌质量为标准体重的 42%，标准体重即 BMI=21 的体重。

2. 两种方案，预防为主

增加骨骼肌的治疗方案是以生活方式干预为主，主要包括饮食及有效增肌运动两个方面。根据每位女性的体成分制定个体化生活方式干预方案，具体见下表。

表 3-4　不同体成分类型的女性制定的饮食运动干预方案

分　型		饮 食 原 则	运 动 原 则
超重和肥胖组（BMI ≥ 24）	高体脂高肌肉型	低能量饮食；限制碳水化合物、脂肪的种类和摄入量	减脂
	高体脂正常肌肉型	低能量饮食；限制碳水化合物、脂肪的种类和摄入量；保证优质蛋白质摄入	减脂为主、适当增肌
	高体脂低肌肉型	低能量饮食；限制碳水化合物、脂肪的种类和摄入量；增加优质蛋白质摄入	减脂、增肌

（续表）

分型	饮食原则	运动原则
非肥胖组（BMI＜24）		
高体脂正常肌肉型	低能量饮食；限制碳水化合物和脂肪的摄入；保证优质蛋白质摄入	减脂为主，适当增肌
高体脂低肌肉型	低能量饮食、限制碳水化合物和脂肪的摄入；增加优质蛋白质摄入	减脂、增肌
正常体脂正常肌肉型	根据骨骼肌及体脂重量的标准占比，适度调节饮食能量、碳水化合物和脂肪的摄入；保证优质蛋白质摄入	适度调节体脂重量占比、维护肌肉
正常体脂低肌肉型	正常能量饮食，保证碳水化合物和优质脂肪的摄入；增加优质蛋白质摄入	增肌为主、维持脂肪
低体脂正常肌肉型	高能量饮食；增加中 / 高 GI 碳水化合物和优质脂肪的摄入；保证优质蛋白质摄入	增脂、适当增肌
低体脂低肌肉型	高能量饮食；增加中 / 高 GI 碳水化合物及优质蛋白质和脂肪摄入	增肌、增脂

「肌」要择食

肌少症膳食营养防治策略

"人老了，大鱼大肉不消化，还是吃点素的好。"

"最近正在减肥，三顿水煮菜，掉秤速度真的惊人。"

"一朝骨折，百日横躺。没什么消耗，那就吃得清淡点，千万不能养膘。"

这些都是生活中常见的一幕幕，

其实都隐藏着肌少症的阴影。

没错，虽然导致肌少症的原因多种多样，

但九九归一，

没吃好、没吃对才是终极原因。

那么，科学饮食能不能叫停肌少症呢？

答案非常肯定：能！

甚至还能让肌少症逆转！

第 一 节

平衡膳食，健康饮食之本

"苗条"惹的祸

刘奶奶一直以来持有"有钱难买老来瘦"的观念，为了保持苗条的身材，每天吃很少食物，只吃少量的主食和蔬菜，不吃肉，偶尔吃点儿鸡蛋。最近出现身体虚弱无力，提不起精神，更加不想吃东西。去医院检查，医生告诉刘奶奶，她现在存在营养不良、肌肉衰减的情况。医生在与刘奶奶的沟通中发现，她的饮食结构存在问题，吃得少，蔬菜为主，不吃肉类，饮食结构单一，造成了营养不良，出现肌肉衰减综合征。

数据解读

1. 我国营养监测数据显示，2012 年 60 岁以上老年人动物性食物摄入量相对较低，畜禽肉类食物、水产品和蛋类达到膳食指南推荐量的人分别为 55.2%、17.5%、22.9%。

2. 动物性食物摄入不足容易出现蛋白质摄入不足，进一步出现营养不良和肌肉衰减。2015 年我国 65 岁以上老年人蛋白质摄入量为 47.9 g/d，高龄老人为 40.1 g/d，76.6% 的老人蛋白质摄入不足。

3. 2012 年中国 60 岁及以上居民低体重营养不良率为 6.1%。

动物性食物是优质蛋白质的重要来源，保证动物性食物的摄入，可以获得充足的优质蛋白质，避免蛋白质摄入不足，预防蛋白质营养不良和肌肉衰减。

你的膳食平衡吗

平衡膳食模式，是指一段时间内膳食组成中的食物种类和比例可以最大限度地满足不同年龄、不同能量水平健康人群的营养和健康需求。

食物品种齐全、种类多样的膳食，应由五大类基本食物组成：第一类为谷薯类，包括谷类（含全谷物）和薯类，杂豆通常保持整粒状态食用，与全谷物概念相符，且常为主食的材料，因此也放入此类；第二类为蔬菜和水果类；第三类为动物性食物，包括畜、禽、鱼、蛋、奶类；第四类为大豆类和坚果类；第五类为纯能量食物如烹调油等。

《中国居民膳食指南（2016）》中与平衡膳食模式相关核心推荐有以下三条：

1. 食物多样，谷类为主

平衡膳食模式是最大程度上保障人体营养需要和健康的基础，食物多样是平衡膳食模式的基本原则。每天的膳食应包括谷薯类、蔬菜水果类、畜禽鱼蛋奶类、大豆坚果类等食物。建议平均每天至少摄入 12 种以上食物，每周 25 种以上。谷类为主是平衡膳食模式的重要特征，每天摄入谷薯类食物 250～400 g，其中全谷物和杂豆类 50～150 g、薯类 50～100 g。谷类食物不仅是碳水化合物的重要来源（54%～84%），同时也是膳食纤维（19%～45%）、蛋白质（41%～59%）的重要来源。

> **关 键 词**
>
> 每天至少摄入 12 种以上食物；每天摄入谷薯类食物 250～400 g。

2. 多吃蔬果、奶类、大豆

蔬菜、水果、奶类和大豆及其制品是平衡膳食的重要组成部分，坚果是膳食的有益补充。蔬菜和水果是维生素、矿物质、膳食纤维和植物化学物的重要来源，奶类和大豆富含钙、优质蛋白质和 B 族维生素。提倡餐餐有蔬菜，推荐每天摄入 300～500 g，深色蔬菜应占 1/2。天天吃水果，推荐每天摄入 200～350 g 的新鲜水果，果汁不能代替鲜果。大豆、奶是优质蛋白质和钙的重要来源。吃各种奶制品，摄入量相当于每天液态奶 300 g，可以提供蛋白质 9.9 g，钙 321 mg；经常吃豆制品，每天相当于大豆 25 g 以上，可提供蛋白 8.8 g，钙 48 mg；适量吃坚果。

关 键 词

每天摄入蔬菜 300～500 g，新鲜水果 200～350 g，液态奶 300 g，豆制品 25 g 以上。

3. 适量吃鱼、禽、蛋、瘦肉

鱼、禽、蛋和瘦肉可提供人体所需要的优质蛋白质、维生素 A、B 族维生素等，有些也含有较高的脂肪和胆固醇。动物性食物优选鱼和禽类，鱼和禽类脂肪含量相对较低，鱼类含有较多的不饱和脂肪酸；蛋类各种营养成分齐全；吃畜肉应选择瘦肉，瘦肉脂肪含量较低。推荐每周吃水产类 280～525 g、畜肉 280～525 g、蛋类 280～350 g，平均每天摄入鱼、禽、蛋和瘦肉总量 120～200 g，可提供优质蛋白质 22.7～39.3 g。

关 键 词

每天摄入鱼、禽、蛋和瘦肉总量 120～200 g。

合理膳食，抵抗肌少症

1. 保证优质蛋白质的摄入

蛋白质摄入量与肌肉的质量和力量呈正相关。人体从食物中吸收的蛋白质可促进其自身肌肉蛋白质合成。许多老年人由于蛋白质摄入不足，导致肌肉质量和力量明显下降，四肢肌肉组织甚至内脏组织消耗导致人体多系统功能衰退。

欧洲肠外肠内营养学会推荐：健康老人每日蛋白质摄入量为 1.0～1.2 g/kg，急慢性病老年患者 1.2～1.5 g/kg，有严重疾病或营养不良的老年人 2.0 g/kg，其中优质蛋白质比例最好占一半。同时，应将蛋白质均衡分配到一日三餐，这比集中在一餐能获得更大的肌肉蛋白质合成率。

关 键 词

每日蛋白质摄入量跟健康状态呈正相关。应将蛋白质均衡分配到一日三餐。

表 4-1 如何获得足够数量的优质蛋白质

目标摄入量	60 g/d		75 g/d	
食物名称	食物摄入量（g）	蛋白质量（g）	食物摄入量（g）	蛋白质量（g）
谷类	200	16	250	20
鱼虾类	50	9	75	13.5
畜禽肉类	50	10	75	15
奶类及奶制品	200	6	300	9
蛋类	50	6.7	50	6.7
豆制品（相当于干大豆）	15	5.3	25	9
蔬菜等	300～500	3～5	300～500	3～5
乳清蛋白粉（重点需要人群）10～30 g/d				

注：参见《中国居民膳食指南（2016）》。

2. 增加 ω-3 多不饱和脂肪酸的摄入

研究表明，补充长链多不饱和脂肪酸并增加抗阻运动或与其他营养物质联合使用，可延缓肌少症的发生。在力量训练中，补充鱼油使老年人肌力和肌肉蛋白的合成能力显著提高，但单纯补充鱼油没效果。对于肌肉量丢失和肌肉功能减弱的老年人，在控制总脂肪摄入量的前提下，应增加深海鱼油、海产品等富含 ω-3 多不饱和脂肪酸的食物摄入。推荐多不饱和脂肪酸 EPA+DHA 的宏量营养素可接受范围（AMDR）为每日 0.25～2.00 g。

> **关 键 词**
>
> 联合补充深海鱼油、海产品，可延缓肌少症的发生。

3. 补充维生素 D

研究表明，血清基线维生素 D 水平低，与其活动能力降低、握力和腿部力量下降、平衡能力降低等密切相关。血清 25 羟基维生素 D＜50 ng/mL 与低瘦体重、低腿部力量存在明显正相关。血中 25 羟基维生素 D 浓度＜75 nmol/L 者，3 年内发生骨折的风险增大。因此，有必要检测所有肌少症老年患者体内维生素 D 的水平，当血清 25 羟基维生素 D 低于正常值范围时，应予补充，建议维生素 D 的补充剂量为

15～20 µg/d（600～800 IU/d）。增加户外活动有助于提高老年人血清维生素D水平，预防肌少症；同时建议适当增加海鱼、动物肝脏和蛋黄等维生素D含量较高食物的摄入。

> **关 键 词**
>
> 建议维生素D的补充剂量为每日15～20 µg。增加户外活动有助于提高老年人血清维生素D水平。

表4-2 肌少症患者需要增加摄入的营养素及主要食物来源

营养素	主 要 食 物 来 源
优质蛋白质和氨基酸	牛肉、猪肉、羊肉等畜肉，鸡肉、鸭肉等禽肉，鱼虾贝等水产品，牛奶、酸奶、奶粉、奶酪等奶制品，大豆、豆腐、豆浆等豆制品
ω-3多不饱和脂肪酸	亚麻籽油，紫苏油，核桃油，深海鱼油，三文鱼、鲱鱼、凤尾鱼等深海鱼
维生素D	人体维生素D的来源主要包括通过皮肤接触日光或从膳食中获得。大多数食物中不含维生素D，少数天然食物含有微量的维生素D。强化维生素D食品中含有一定量的维生素D

【快问快答】

1. 平衡膳食一天应吃多少种食物？

答：平衡膳食要求平均每天的膳食应包括四大类的至少12种以上食物，每周至少25种以上。

2. 哪些食物富含优质蛋白质，应该怎么吃？

答：鱼、禽、蛋和瘦肉可提供人体所需的优质蛋白质，推荐每周吃水产类280～525 g，畜肉280～525 g，蛋类280～350 g，平均每天摄入鱼、禽、蛋和瘦肉总量120～200 g。可提供优质蛋白质22.7～39.3 g。

大豆、奶是优质蛋白质和钙的重要来源。吃各种奶制品，摄入量相当于每天液态奶300 g，经常吃豆制品每天相当于大豆25 g以上。

第 二 节

多种营养素，联手抵抗肌少症

如何给肌少症老人选择营养食品？

王阿姨平时自己一个人生活，但最近感觉身体有些变化：近期体重减轻、越来越虚弱，日常活动能力和力量都下降了，之前毫不费力就能提起的物品，最近变得吃力了；而且走路速度也变慢了、好几次因腿脚乏力站立不稳，险些跌倒等。周末王阿姨的儿子回家看到这样的情况，以为王阿姨生病了，去医院做了各项检查和营养风险筛查后，医生告诉他们，王阿姨的情况是随着年龄的增加，肌肉减少、肌肉功能减退导致的，这种病叫"肌少症"。目前运动和营养是防治肌少症的有效措施，也告诉了王阿姨如何运动和合理营养。

得知合理营养补充有助于缓解肌少症，王阿姨的儿子想给母亲买点营养品补充营养，结果逛遍超市也不知道该选择哪些食品？是不是标有老年食品的产品都可以？医生建议选择优质蛋白，是不是蛋白质粉就可以呢？哪些营养成分有助于缓解肌肉衰减呢？

【数据解读】

1. 人口老龄化是我国社会面临的重大问题，老年人由于生理功能、代谢紊乱、体质降低，伴有各种退行性疾病，对老年人的膳食进行合理调节能够良好地预防疾病发生或辅助治疗慢性病，因此给老年人提供合理营养、安全可靠的老年食品，不仅是家庭要面临的现实问题，更是食品行业面临的一个重大挑战和巨大的商业机会。我国老年人口基数大、增长快，老年食品消费能力巨大，但市场供需严重不平衡。

2. 目前，还没有专门针对老年肌少症的特医产品，市售的预包装老年食品主要包括饼干糕点（如饼干、桃酥、面包等）、糊状/粥类食品（如燕麦片、芝麻糊、藕粉等）、粗杂粮类食品（如红豆、薏米、糙米等）、蛋白粉、中老年奶粉/饮品、保健食品等，存在分类混乱、品种单一，产品同质化严重，创新性不足等问题。市场上产品包装上具有明显"中老年食品"标称的产品多为奶粉、核桃粉、蛋白粉、燕麦片等几类产品，可供消费者选择的品类不够丰富。

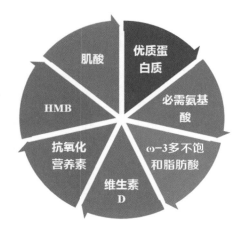

3. 当前，肌少症的唯一有效的干预是营养+运动为基础的生活方式管理。目前研究较多且形成共识的营养干预措施包括充足的优质蛋白质、必需氨基酸（亮氨酸）、ω-3多不饱和脂肪酸的摄入、维生素D、微量抗氧化营养素（维生素C、维生素E、硒等）、β-羟基-β-甲基丁酸（HMB）、肌酸等。

蛋白质——抵抗肌少症的物质基础

蛋白质是一切生命的物质基础，既是构造细胞和组织的基本原料，又与各种形式的生命活动密切相关，包括人体免疫、血液凝固、新陈代谢调控、基因表达调控等功能。此外，在体内糖类、脂肪的代谢不足以供给能量所需时，蛋白质还可在体内氧化供能。在众多营养不良症中，肌少症尤与蛋白质摄入和代谢密切相关。

1. 亮氨酸对老年人蛋白质合成至关重要

维持骨骼肌质量的主要因素是肌肉蛋白质合成与降解的平衡，随着岁月的流逝和生活方式的变化，这一平衡会发生微妙的改变，当分解速率超过合成速率时，肌肉蛋白丢失，引起肌肉衰退。当给予充足蛋白质食物时，老年人蛋白质合成率可与年轻人相当；而当减少蛋白质供给时，老年人由于代谢的改变，蛋白质合成率减弱。这种合成率抵抗被认为是衰老引起的亮氨酸敏感性降低所致，若增加亮氨酸的比例，可以提高蛋白质合成率。

氨基酸是蛋白质的基本组成单位，人体内含 20 多种氨基酸。必需氨基酸是人体内不能合成或合成速率不能满足机体需要，必需直接从食物中获取的氨基酸，包括异亮氨酸、亮氨酸、赖氨酸、蛋氨酸（甲硫氨酸）、苯丙氨酸、苏氨酸、色氨酸、缬氨酸，对于婴幼儿，组氨酸也是必需氨基酸。研究显示，血浆必需氨基酸参与肌肉蛋白质合成速率的调控，当血浆氨基酸浓度下降时，肌肉蛋白质合成速率下降，相反，肌肉蛋白质的合成速率随可利用必需氨基酸的增加呈线性增长。

必需氨基酸中促进肌肉蛋白质合成的主要是支链氨基酸（主要包括亮氨酸、缬氨酸和异亮氨酸），而支链氨基酸中的亮氨酸是全身和骨骼肌蛋

关　键　词

在老年人膳食中增加亮氨酸比例，可增加蛋白质合成率。

白质合成的重要调控因子，依赖胰岛素依赖性或非依赖性机制亮氨酸补充物可以刺激蛋白质合成。研究显示，亮氨酸强化的氨基酸混合物可以提升老年人蛋白质净合成水平，相比之下，对年轻人而言强化亮氨酸并不会增强肌肉蛋白质的合成，亮氨酸对老年人蛋白质的合成具有独特的、至关重要的作用。

2. 半数以上老年人蛋白质摄入不足

根据《中国居民营养与慢性病状况报告》，2012 年中国居民每人每日平均蛋白质摄入量为 65 g。有关老年人蛋白质摄入量的研究发现，我国 60 岁及以上老年人蛋白质的每日平均摄入量为 55.6 g，蛋白质摄入不足的比例为 55.6%；65 岁及以上老年人蛋白质每日平均摄入量为 47.9 g，有 76.6% 的老年人蛋白质摄入不足，尤其是高龄老人和农村的老年人，蛋白质摄入不足率均已超过 80%。老年人膳食蛋白质摄入不足可导致人体负氮平衡，加速肌肉萎缩、器官功能退化。因此，经常摄入富含蛋白质的食物对于增加肌肉蛋白质是必需的。

关　键　词

老年人膳食蛋白质摄入不足可加速肌肉萎缩、器官功能退化。

3. 蛋白质的推荐摄入量

膳食中的蛋白质能促进肌肉蛋白质的合成，蛋白质摄入量与肌肉的质量和力

量呈正相关。人体从食物中吸收的蛋白质可促进其自身肌肉蛋白质的合成。许很多老年人由于蛋白质摄入不足，导致肌肉质量和力量明显下降。

《中国居民膳食营养素参考摄入量（2013版）》中，老年人群的蛋白质推荐量为男性 65 g/d，女性 55 g/d。研究显示，保持肌肉质量所需的蛋白质每日最低摄入量为 1.0 g/kg。有关研究表明，老年人的膳食蛋白质摄入量增至每日 1.0～1.3 g/kg，有助于维持氮平衡，并有可能减缓因能量摄入减少所致的蛋白质合成能力的下降。老年人在结合锻炼的情况下，每日摄入 1.6 g/kg 的蛋白质能增加肌肉质量。

《肌肉衰减综合征营养与运动中国专家共识》建议，老年人蛋白质的推荐摄入量应维持在每天 1.0～1.5 g/（kg·d），优质蛋白质比例最好能达到 50%，并均衡分配到一日三餐

关 键 词

肌少症老年患者推荐每日蛋白质摄入量为 60～90 g，优质蛋白质比例最好能达 50%。

中。在日常膳食和锻炼的基础上，每天在餐间或锻炼后额外补充 2 次，每次摄入 15～20 g 富含必需氨基酸或亮氨酸的蛋白质补充剂（如乳清蛋白粉），对预防虚弱老年人的肌肉衰减，改善肌少症患者的肌肉量、肌肉力量和身体组成，以及改善身体功能和平衡性有一定作用。

4. 如何增加蛋白质的摄入

蛋白质广泛存在于动植物性食物中，肌少症患者首选通过膳食摄入充足的蛋白质，将蛋白质均衡分配到一日三餐比集中在晚餐能获得更大的肌肉蛋白质合成率。在日常膳食无法满足蛋白质摄入的要求时，可补充富含蛋白质的补充食品。

（1）保证充足的蛋白质摄入，并注重蛋白质的质量

优质蛋白质是指必需氨基酸种类齐全、数量充足、比例适当的蛋白质，如动物来源的蛋白质（如乳类、蛋类、肉类等）和大豆蛋白均属于优质蛋白质。

从蛋白质消化利用率来看，乳清蛋白＞酪蛋白＞大豆蛋白。

因此，为保证优质蛋白质的摄入，推荐每日膳食中至少保证 300 mL 奶制品，增加鱼类、瘦肉、蛋类、禽肉、大豆及其制品。

（2）补充蛋白质类口服营养补充食品

当无法摄入足够食物时，提倡在必要情况下采用口服营养补充剂进行蛋白质补充，或在医生或营养师的指导下服用特殊医学用途配方食品补充能量和营养素。口服营养补充能够有效预防肌少症，改善肌少症老年患者的肌肉质量、力量和活动能力，提高生活质量。

乳清蛋白中亮氨酸的含量为12.5%，是优质蛋白质中亮氨酸含量较高的，因此，在选择蛋白质类口服营养补充食品时，优选乳清蛋白。

> **关 键 词**
>
> 每日 300 mL 奶制品，增加鱼类、瘦肉、蛋类、禽肉、大豆及其制品。正常摄入不足时，可以在医生指导下选用乳清蛋白等口服营养补充食品。

维生素 D——减少跌倒及骨折

维生素 D 是人类必需的脂溶性维生素。维生素 D 在维持血钙和磷水平稳定中发挥重要作用，对骨骼正常矿化、肌肉收缩、神经传导以及细胞基本功能都是必需的。近年来的研究显示，维生素 D 在控制心血管疾病、糖尿病、肿瘤、自身免疫性疾病、炎症反应，保护肌肉、妊娠和胎儿发育等方面也发挥重要的作用。

1. 两条途径增肌强体

维生素 D 增加肌肉力量和功能的作用可能通过以下两条途径：一方面，维生素 D 通过与骨骼肌细胞表面特异性的维生素 D 受体结合，促进肌纤维合成；另一方面，维生素 D 可使肌浆网内钙储存量增加，从而促进肌肉收缩功能。

体内维生素 D 水平对肌肉功能有直接影响，血清 25 羟基维生素 D 水平降低与肌肉质量减少、握力下降、体力活动受限以及衰弱等有关。低维生素 D 水平的老年人，其发生肌少症的风险是正常维生素 D 水平者的 5 倍。

补充维生素 D 可有效改善肌肉力量与功能状况。对血清 25 羟基维生素 D 浓度 < 25 nmol/L 的老年人，补充维生素 D 能改善髋部肌肉力量；但对于 > 25 nmol/L 的老年人，补充维生素 D 并不能显著改善肌肉力量。

老年人维生素 D 缺乏可影响肌肉功能，导致肌力、平衡能力下降，增加骨折风险。因此，补充维生素 D 能改善老年人肌肉功能、减少跌倒及骨折的发生。随机对照试验显示，补充维生素 D 400～800 IU/d 可有效改善老年

人的四肢肌力、起立步行速度和肌肉力量，减少跌倒。另一项分析显示，维生素 D 补充剂量达到 700～1000 IU/d，可使老年人跌倒风险降低 19%。

维生素 D 补充剂量达到 700～1000 IU/d，可使老年人跌倒风险降低 19%。

2. 维生素 D 的来源

维生素 D 的来源有 2 个：（1）内源性维生素 D，由皮肤转化形成，是人体皮肤内的 7-脱氢胆固醇经日光中的紫外线照射后产生的没有活性的维生素 D_3。太阳光照条件如纬度、强度、时长，人体自身状态（皮下脂肪），晒太阳的效果（太阳伞、防晒衣、玻璃、大气污染、防晒霜）等因素都会影响内源性维生素 D 的产量；（2）外源性维生素 D，经口摄入，来自含有维生素 D 的食物，但大多数食物中不含或仅含少量维生素 D。

3. 五成以上人群缺少维生素 D

（1）维生素 D 缺乏的判定标准

血清 25 羟基维生素 D 水平可反映人体维生素 D 营养状况。维生素 D 缺乏、不足、充足的判定标准为：

① 严重缺乏：< 10 ng/mL（25 nmol/L）；

② 缺乏：< 20 ng/mL（50 nmol/L）；

③ 不足：20 ng/mL（50 nmol/L）～30 ng/mL（75 nmol/L）；

④ 充足：> 30 ng/mL（75 nmol/L）。

（2）维生素 D 的缺乏率

在全球范围有 50%～80% 的人存在维生素 D 的缺乏或不足。中国不同纬度城市的调查显示，人群普遍存在维生素 D 不足或缺乏，维生素 D 缺乏率为

57%，维生素 D 缺乏和不足为 88.3%，维生素 D 充足者仅有 11.7%。研究显示，北京地区 60～80 岁中老年人群维生素 D 缺乏率为 90.3%，80 岁以上人群维生素 D 缺乏率为 89.3%；山东济南地区老年人维生素 D 缺乏和不足率为 86.42%；宁夏地区中老年人维生素 D 缺乏和不足率为 81.03%；广州地区 50～59 岁、60～69 岁和 70 岁以上人群维生素 D 不足和缺乏的比例分别为 71.3%、77.0% 和 80.1%。

> **关 键 词**
>
> 老年人比年轻人更容易缺乏维生素 D。

老年人比年轻人更容易缺乏维生素 D，主要原因有：① 随着年龄增长，皮肤 7 - 脱氢胆固醇合成减少；② 老年人户外活动时间减少，日晒不足；③ 饮食维生素 D 摄入不足；④ 肝肾合成活性维生素 D 功能减弱；⑤ 组织维生素 D 受体表达下降。一些研究表明，维生素 D 缺乏与骨骼肌纤维萎缩（特别是 II 型肌纤维，70 岁以后下降达 40%）有关，维生素 D 重度缺乏还可能导致衰弱、疼痛等肌肉疾病。

4. 维生素 D 的推荐摄入量

《中国居民膳食营养素参考摄入量（2013 版）》中，50 岁以上人群的维生素 D 推荐摄入量为 10 μg/d，65 岁以上人群推荐量为 15 μg/d。

> **关 键 词**
>
> 建议老年人维生素 D 的补充剂量为 15～20 μg/d（600～800 IU/d）。

《肌肉衰减综合征营养与运动干预中国专家共识》中提到维生素 D 与跌倒相关，建议老年人维生素 D 的补充剂量为 15～20 μg/d（600～800 IU/d）。

5. 如何增加维生素 D 的摄入

增加维生素 D 摄入的方式包括：

（1）增加户外活动。增加户外日晒，春季、夏季和秋季 11：00—15：00 将面部和双上臂暴露于阳光下 5～30 min，每周 3 次。

（2）适当增加海鱼、动物肝脏和蛋黄等维生素 D 含量较高食物的摄入。常见食物中维生素 D 的含量如下表。

表 4-3　常见食物中维生素 D 的含量 [μg（IU）/100 g 可食部]

食　　物	含　　量	食　　物	含　　量
鱼干（红鳟鱼、大马哈鱼）	15.6（623）	全蛋（生鲜）	2.0（80）
奶酪	7.4（296）	黄油	1.4（56）
蛋黄（生鲜）	5.4（217）	牛内脏	1.2（48）
沙丁鱼（罐头）	4.8（193）	猪肉（熟）	1.1（44）
香菇（干）	3.9（154）	海鲈鱼干	0.8（32）
全蛋（煮、煎）	2.2（88）	奶油（液态）	0.7（28）

（3）补充含维生素 D 的营养补充食品。可选择强化维生素 D 食品或含维生素 D 的营养素补充剂，维生素 D 的建议补充剂量为 15～20 μg/d（600～800 IU/d）。

> **关 键 词**
>
> 增加户外活动，每周 3 次户外日晒。

HMB——促进肌肉蛋白质合成

β-羟基-β-甲基丁酸（HMB）是支链氨基酸亮氨酸在体内产生的一种衍生物。人体无法在体内自行合成亮氨酸，必须由外界摄取，代谢后产生少量的 HMB。

1. HMB 在蛋白质合成和裂解中发挥重要作用

HMB 是亮氨酸的关键活性代谢产物，在蛋白质合成和裂解中发挥重要作用，具有促进肌肉蛋白合成、抑制肌肉蛋白分解、降低炎症反应、稳定细胞膜等作用。随年龄增长，内源性 HMB 浓度减少，其血浆浓度与四肢肌肉质量和肌肉力量显著相关。研究显示，老年人补充 HMB，能有效预防肌肉质量的减少和肌肉力量的丢失，并改善身体活动功能。

> **关 键 词**
>
> 老年人补充 HMB 能有效预防肌肉质量的减少和肌肉力量的丢失。

2. HMB 以外源性补充为主

HMB 的来源包括外源性和内源性。外源性来源于日常膳食或含 HMB 的补充食品。内源性是由体内亮氨酸代谢而来。通常情况，80% 的亮氨酸被用于蛋白质合成，只有约 5% 的亮氨酸会被代谢为 HMB。无论外源性或是内源性的 HMB 再进一步代谢，最终生成胆固醇，参与修复细胞膜。

一个体重 70 kg 的成年人一天只能产生 0.2～0.4 g HMB。研究表明，HMB 的推荐补充剂量为 3 g/d，尽管 HMB 能够通过亮氨酸代谢产生，但仅有约 5% 的亮氨酸会被代谢为 HMB，要达到 3 g/d 的剂量，约需要消耗 60 g 亮氨酸。通过食物摄入 60 g 亮氨酸很难实现，因此有必要额外补充 HMB。

> **关 键 词**
>
> 通过食物摄入足量亮氨酸很难实现，有必要额外补充 HMB。

3. HMB 补充的最佳剂量

HMB 的常见补充形式有 2 种：一种是游离形式，一种是其钙盐形式，即 β‐羟基‐β‐甲基丁酸钙（CaHMB）。在法规层面，我国仅批准

> **关 键 词**
>
> 不主张高剂量补充，每日分三次补充各 1 g 效果最好。

CaHMB 为新食品原料，使用范围包括饮料、乳及乳制品、可可制品、巧克力及巧克力制品、糖果、烘焙食品、运动营养食品、特殊医学用途配方食品，食用量 ≤ 3 g/d。

研究表明，在每日补充剂量为 1～3 g/d 时，HMB 发挥的生理功能具有剂量依赖性。对于高剂量补充的研究发现，HMB 的补充剂量为 6 g/d 时，不能使瘦体重（去脂体重）或力量产生的增长超过补充 3 g/d 时的水平。

有效减少肌肉损伤的 CaHMB 补充最短时间为持续 2 周。多数研究建议，每天分 3 次服用 HMB，每次 1 g，共计 3 g/d（38 mg/kg 体重）以获得最大效果。

肌酸——快速供能，增加瘦体重

肌酸，又称 N‐甲基胍乙酸，是一种天然存在的含氮类有机酸，在体内也可由

精氨酸、甘氨酸及甲硫氨酸等 3 种氨基酸合成。在人体内，大约 95% 的肌酸存在于骨骼肌中，其余少量的肌酸还存在于大脑和睾丸中。肌酸在人体内有 2 种存在形式，2/3 为磷酸肌酸，其余 1/3 为游离肌酸。

1. 肌酸的生理功能

肌酸的生理作用主要有以下几方面：（1）作为能源物质的作用。骨骼肌的能量来源于三磷酸腺苷（ATP）的分解，而肌酸可以转化为磷酸肌酸

从而合成 ATP，故肌肉内肌酸浓度提高，可以提供快速供能物质，增加肌肉的力量。（2）增加瘦体重。肌酸可以增大肌肉蛋白的合成速率，从而达到增加瘦体重的作用。（3）在肌肉酸碱平衡中的作用。人体在短时间大强度的运动过程中会产生乳酸，而乳酸的积累，会导致肌肉内的 pH 值下降，产生肌肉疲劳感。当肌肉细胞中的缓冲液无法抵抗 pH 值的变化时，肌肉中的磷酸肌酸会在肌酸激酶的催化下被分解，生成 ATP 和肌酸，起到中和 pH 值的作用，从而减少有害物质对人体的损害，达到抗疲劳、促进恢复的目的。

2. 肌酸与肌少症

老年人肌肉纤维数量会减少，特别是 Ⅱ 型（快缩型）肌纤维，这些纤维为肌内脂肪所取代。正常的 Ⅱ 型肌纤维中，肌酸和磷酸肌酸（CP）含量特别高。正常衰老和肌肉损失降低了储存的肌酸水平，使运动时的能量供应减少。老年人补充肌酸，能提高肌肉中的肌酸和 CP 水平，使人们能够更长时间和更高强度地运动，从而刺激肌肉质量和力量的增长。

瓜拉诺（Gualano）等对 60 名老年女性补充肌酸的研究显示，与对照组相比，补充肌酸可增加四肢肌肉质量。阿吉亚尔（Aguiar）等的研究也显示在抗阻力训练期间，每天补充 5 g 肌酸，可使肌肉质量和肌力增加。近年来老年人补充肌酸的相关研究也有相似的结果，这些结果表明补充肌酸对肌肉质量及

肌力有积极的作用。

表 4-4　老年人补充肌酸的相关研究

研　究　对　象	干预方式	干预时间	结　　论
65～85 岁的人群（男／女），n ＝ 39	5 g/d	6 个月	肌力和瘦体重增加
55～77 岁的男性人群，n ＝ 35	0.1 g/（kg·d）	30 天	肌肉厚度增加
58～71 岁的女性人群，n ＝ 27	0.3 g/（kg·d）	7 天	肌力上升、瘦体重增加
患膝关节炎 55～65 岁的绝经女性，n ＝ 24	20 g/d，1 周 5 g/d，11 周	12 周	体能上升、下肢肌肉质量增加
60～70 岁的女性人群，n ＝ 18	5 g/d	12 周	卧推、膝伸展、二头肌卷曲、瘦体重和肌肉质量均改善
60 岁以上女性人群，n ＝ 60	20 g/d，5 天 5 g/d，23 周	24 周	肌肉质量和肌肉功能增加

注：n 为样本量。

3. 肌酸无需额外补充

一般情况下，正常人每天需要补充 1～3 g 的肌酸，以维持正常的肌酸储备。人体内的肌酸有 2 种主要来源，其中一部分来自日常饮食摄入，如鲱鱼、三文鱼、金枪鱼、猪肉和牛肉等肉类食品；另一部分来自精氨酸、甘氨酸和甲硫氨酸在体内的自行合成。

关 键 词

日常饮食可满足人体对肌酸的正常需求。

虽然日常饮食摄入肌酸量较少，但是足以满足人体的正常需求。在每天含有 1～2 g 肌酸的正常饮食中，肌肉肌酸储备饱和度为 60%～80%。

ω-3 多种不饱和脂肪酸——与骨骼肌功能相关

1. 脂肪酸的分类

脂肪因其所含的脂肪酸的碳链的长短、饱和程度和空间结构不同，可呈现不同的特性和功能。目前已知的存在于自然界的脂肪酸有 40 多种。脂肪酸常见分类方式和种类见下表。

表 4-5 脂肪酸的分类

分 类 依 据	分		类
按照碳链长度	短链脂肪酸（6 碳以下）		
	中链脂肪酸（8～12 碳）		
	长链脂肪酸（14～24 碳）		
按饱和程度分类	饱和脂肪酸 SFA		
	不饱和脂肪酸 USFA	单不饱和脂肪酸 MUFA	
		多不饱和脂肪酸 PUFA	
按照空间结构	顺式脂肪酸		
	反式脂肪酸		
按照双键位置（不饱和脂肪酸）	ω-3 脂肪酸		
	ω-6 脂肪酸		
	ω-7 脂肪酸		
	ω-9 脂肪酸		

2. ω-3 多不饱和脂肪酸与骨骼肌功能有很强的相关性

ω-3 多不饱和脂肪酸（ω-3 PUFA）包括 α-亚麻酸、二十碳五烯酸（EPA）和二十二碳六烯酸（DHA）。α-亚麻酸是 ω-3 PUFA 的前体物质，在体内可代谢衍生为 EPA 和 DHA，但转化率有限。

近年来的研究发现，ω-3 多不饱和脂肪酸的摄入和骨骼肌功能有很强的相关性，还具有一定的抗炎作用。目前认为，很多慢性疾病患者血清炎症因子显著增高，并由此导致活动受限及握力下降。ω-3 PUFA 具有抗氧化特性，可降低体内炎症水平，从而对肌肉蛋白合成产生促进作用，并可缓解老年人肌肉蛋白合成中的抵抗现象，对提高肌肉力量和改善躯体功能有正向作用。

3. 每日补充的推荐剂量

摄入长链多不饱和脂肪酸的同时增加抗阻运动，或与其他营养物质联合使用，可延缓肌少症的发生。研究显示，在抗阻训练的同时每日补充 $\omega-3$ PUFA 2 g，比单纯进行抗阻训练更能增加肌肉力量及改善肌肉功能。

对于肌肉量丢失和肌肉功能减弱的老年人，在控制总脂肪摄入量的前提下，应增加深海鱼油、海产品等富含 $\omega-3$ 多不饱和脂肪酸的食物摄入。推荐 EPA+DHA 的摄入量为 $0.25 \sim 2.00$ g/d。

> **关　键　词**
>
> 　　婴儿、孕产妇、老年人等特殊人群可额外补充含有 $\omega-3$ PUFA 的补充食品。每日配合补充 $\omega-3$ PUFA 2 g，比单纯进行抗阻训练更能增加肌肉力量及改善肌肉功能。

一般植物油中 $\omega-3$ PUFA 的含量较低，只有少数植物油含量较高。$\alpha-$亚麻酸主要存在于亚麻籽油（约 50%）、紫苏油（约 60%）、核桃油（约 12%）。EPA、DHA 主要存在于冷水域的水生物种，特别是在单细胞藻类中合成，三文鱼、鲱鱼、凤尾鱼等以单细胞藻类为食的深海鱼的脂肪中含有较多的 EPA、DHA。一些特殊人群如婴儿、孕产妇、老年人，可额外补充含有 $\omega-3$ PUFA 的补充食品。

第 三 节

特殊食品 "特殊" 在哪里

保健食品，保健为先

保健食品是具有特定保健功能或者以补充维生素、矿物质为目的的食品，即适用于特定人群食用，具有调节人体功能，不以治疗疾病为目的，并且对人体不产生任何急性、亚急性或慢性危害的食品。按照功能，保健食品可分为营养素补充剂和特定功能保健食品。

1. 拾漏补遗的营养素补充剂

营养素补充剂是指以补充维生素、矿物质等营养物质为目的的产品，不提供能量，其作用是补充膳食供给的不足，预防营养缺乏，降低发生某些慢性退行性疾病的风险。

目前，我国营养素补充剂已纳入保健食品管理范畴，营养素的种类和用量应当符合《保健食品原料目录·营养补充剂》的规定，可在营养素补充剂中添加的营养素包括钙、镁、钾、锰、铁、锌、硒、铜、维生素 A、维生素 D、维生素 B_1、维生素 B_2、维生素 B_6、维生素 B_{12}、烟酸、叶酸、生物素、胆碱、维生素 C、维生素 K、泛酸、维生素 E、β 胡萝卜素。营养素补充剂的主要形式为片剂、硬胶囊、软胶囊、口服溶液、颗粒剂、凝胶糖果和粉剂。

（1）抗氧化营养素与肌少症息息相关

氧化应激及其带来的体内活性氧自由基增加可损伤骨骼肌细胞，导致肌纤维数量下降，加速老年人肌少症的发展进程。抗氧化营养素可改变体内氧化与抗氧化平衡，减少肌肉损伤，从而保护神经纤维，延缓老年人肌少症的发生发展。抗氧化营养素包括维生素 C、维生素 E、类胡萝卜素、硒等。

① 维生素 C

维生素 C 对肌少症的作用主要与其抗氧化性有关，此外骨骼肌是人体主要的维生素 C 贮存器官之一，含有人体约 67% 的维生素 C。维生素 C 缺乏可能影响人体活动能力，导致非特异性的疲劳症状、肌无力，严重的可发展成贫血。研究显示，血中维生素 C 浓度与身体功能、肌肉力量、握力、单腿站立时间呈正相关。

② 维生素 E

研究显示，血清维生素 E 浓度低与老年人虚弱、身体功能降低、肌肉力量与膝部等力量的下降有关，血清维生素 E 浓度低于 25 μmol/L 的老年人，三年内身体功能下降的风险增加 62%。维生素 E 是体内重要的抗氧化维生素，补充维生素 E 可提高人体抗氧化能力，减轻氧化应激给肌肉带来的损伤，维护肌肉功能。

③ 类胡萝卜素

老年人血清类胡萝卜素水平低与其握力降低、髋部与膝部肌肉力量下降存在明显关联。血清类胡萝卜素水平小于 1.4 μmol/L 者比大于 2.2 μmol/L 的老年人，6 年内髋部肌肉衰减、膝部力量衰减、握力降低的风险增加。

④ 硒

血浆中硒浓度降低是老年人骨骼肌质量和力量下降的独立相关因素，膳食硒摄入量与老年人握力呈正相关。老年女性中虚弱者较非虚弱者的血浆硒浓度更低，老年女性的硒摄入量与 3 m 行走时间呈负相关。

（2）随"肌"应变补充营养素

肌少症患者可适当补充含一种或多种抗氧化营养素（维生素 C、维生素 E、类胡萝卜素、硒）以及维生素 D 的营养素补充剂。但应注意推荐摄入量和食用方法，不宜超过推荐量或与同类营养素补充剂同时食用。

> **关 键 词**
>
> 肌少症患者可适当补充抗氧化营养素（维生素 C、维生素 E、类胡萝卜素或硒）及维生素 D。

2. 特定功能保健食品

特定功能保健食品是具有特定保健功能、可调节人体功能但不以治疗疾病为目的食品，其所涵盖保健功能有 24 个，具体见下表。

表 4-6 保健食品功能一览表

序 号	功 能	序 号	功 能
1	有助于增强免疫力	13	有助于改善皮肤水分
2	缓解体力疲劳	14	辅助改善记忆
3	有助于抗氧化	15	清咽润喉
4	有助于促进骨健康	16	改善缺铁性贫血
5	有助于润肠通便	17	缓解视觉疲劳
6	有助于调节肠道菌群	18	有助于改善睡眠
7	有助于消化	19	辅助降血脂
8	辅助保护胃黏膜	20	辅助降血糖
9	耐缺氧	21	辅助降血压
10	有助于调节体脂	22	对化学性肝损伤有辅助保护功能
11	有助于改善黄褐斑	23	对辐射危害有辅助保护功能
12	有助于改善痤疮	24	促进排铅

虽然以上保健功能没有针对肌少症的，但有些功能与肌少症发生发展有很大的关联性，如有助于抗氧化、增强免疫力、促进骨健康等。从原料来说，以蛋白质或氨基酸、多不饱和脂肪酸（如鱼油）、HMB、维生素 D 为主要原料的保健食品，均适用于患有肌少症的老年人。

> **关 键 词**
>
> 以蛋白质或氨基酸、多不饱和脂肪酸（如鱼油）、HMB、维生素 D 为主要原料的保健食品，均适用于患有肌少症的老年人。

特殊医学用途配方食品

营养不良和蛋白质摄入不足可致肌肉合成降低。研究表明，对已存在或可能发生营养不良或具有营养风险的老年人，在饮食基础上用肠内营养制剂或医用食品进行口服营养补充（ONS），可增加其能量和蛋白质摄入，有助于减少肌肉丢失、缓慢持续增加体重、加快康复。在日常膳食和锻炼的基础上，每天额外补充2次、每次摄入含有15～20 g蛋白质的补充剂（有时伴有其他营养物质，提供额外每餐200 kcal），对预防虚弱老年人的肌肉衰减和改善肌少症患者的肌肉量、力量和身体组成，以及改善人体功能和平衡性有一定作用。

特殊医学用途配方食品是为了满足进食受限、消化吸收障碍、代谢紊乱或特定疾病状态人群对营养素或膳食的特殊需要，专门加工配制而成的配方食品，患者必须在医生或临床营养师指导下单独食用或与其他食品配合食用。医学用途配方食品分为全营养配方食品、特定全营养配方食品和非全营养配方食品。

蛋白质组件配方食品是非全营养配方食品可以为肌少症患者提供蛋白质；特殊医学用途全营养配方食品可以提供能量、蛋白质和各种营养素；肌少症全营养配方食品是专门为肌少症患者设计的特定全营养配方食品。它们均有助于预防虚弱老年人的肌肉衰减和改善肌少症患者的肌肉量、力量与身体组分。

1. 非全营养配方食品

非全营养配方食品：由蛋白质和（或）氨基酸构成，蛋白质来源可选择一种或多种氨基酸、蛋白质水解物、肽类或优质的整蛋白。蛋白质

> **关 键 词**
>
> 蛋白质组件产品可改善肌肉量和肌肉强度等。

（氨基酸）组件类产品主要适用于需要增加蛋白质摄入的人群。肌肉衰减人群可以选择蛋白质组件产品来补充摄入优质蛋白质，改善肌肉量和肌肉强度等。

2. 全营养配方食品

全营养配方食品是作为单一营养来源满足目标人群营养需求的特殊医学用途配方食品，适用于需要加强营养补充和（或）营养支持的人群，这类人群对特定营养素的需求没有特殊要求。全营养配方食品是为了满足各种原因

> **关 键 词**
>
> 全营养配方食品可以改善营养状态，进而可改善肌肉量和强度。

导致的营养不良人群或需要加强营养补充的人群而特别设计的产品。肌肉衰减人群多存在营养不良，食用全营养配方食品可以改善营养状态，进而可改善肌肉量和力量。

3. 肌少症全营养配方食品

特定全营养配方食品是患有某种疾病或某种医学状况下的人群使用的全营养配方食品。标准规定特定全营养配方食品的能量和营养成分应以全营养配方食品为基础，并可以依据疾病或医学状况对营养的特殊要求，适当调整能量或某些营养素含量，以满足目标人群的营养需求。

> **关 键 词**
>
> 肌少症全营养配方食品，是根据该类人群的特殊需求而专门设计，可以满足肌少症患者的营养需求。

肌少症全营养配方食品是根据该类人群对于蛋白质含量、蛋白质种类、亮氨酸及维生素 D 的特殊需求而专门设计的全营养配方食品，可以满足肌少症患者的营养需求。

【快问快答】

1. 如何选购特殊医学用途配方食品？

答：消费者应严格按照医生或临床营养师的指导意见选购特殊医学用途配方食品，购买时要做到"四看"。

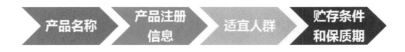

产品名称 → 产品注册信息 → 适宜人群 → 贮存条件和保质期

一看产品名称。产品标签上标示的产品名称应为产品注册批准的名称，如×××特殊医学用途全营养配方食品、×××肌少症全营养配方食品、×××特殊医学用途蛋白质组件等。

二看产品注册信息。特殊医学用途配方食品必须经国家市场监督管理总局批准注册。合法的产品标签上会标注产品注册号，格式为"国食注字 TY+8 位数字"。没有标注产品注册号的或者查询不到相关信息的，千万不要购买。

三看适宜人群。合法正规产品标签中应明确标注特殊医学用途配方食品的类别和适用人群。在特定全营养中有一类专门针对肌少症的全营养配方，叫做"肌肉衰减综合征全营养配方食品"。这类食品根据肌少症人群对于蛋白质含量、蛋白质种类、亮氨酸及维生素 D 的特殊需求而专门设计的全营养配方食品，可以满足肌少症人群的营养需求。在非全营养配方食品中有一类产品叫蛋白质组件，它由蛋白质和（或）氨基酸构成，主要适用于需要增加蛋白质摄入的人群。肌少症人群可以选择蛋白质组件产品来补充摄入优质蛋白质，改善肌肉量和肌肉强度等。

四看贮存条件和保质期。产品标签上都会标注产品贮存条件，特别是提示开封后贮存条件。消费者要根据家庭所能具备的贮存条件购买相应产品。要购买保质期内产品，优先选择生产日期距购买日期较近的产品。

2. 口服营养补充对肌少症人群有什么好处？

答：营养不良和蛋白质摄入不足可致肌肉合成降低。研究表明，对已存在或可能发生营养不良或具有营养风险的老年人，在饮食基础上用肠内营养制剂 / 医用食品进行口服营养补充（ONS），可增加其能量和蛋白质摄入，有助于减少肌肉丢失、缓慢持续增加体重、加快康复。在日常膳食和锻炼的基础上，每天额外补充 2 次，每次摄入含有 15～20 g 蛋白质的补充剂［有时伴有其他营养物质，提供额外每餐 200 kcal（836.8 kJ）］，对预防虚弱老年人的肌肉衰减和改善肌少症患者的肌肉量、强度和身体组成，以及改善身体功能和平衡性有一定作用。

随「肌」应变

给肌少症患者的运动处方

上班端坐电脑前，
下班沙发手机党，
这种久坐的生活方式似乎已司空见惯。
可是你知道吗？
体力活动普遍不足，
已成为全球范围死亡的第四大危险因素，
这一数据让人不寒而栗！
也许你会说，
平时哪有那么多时间体育锻炼？
其实，只要是体力活动，
不论形式，一样有益健康。
对肌少症患者而言，
只要按照运动处方动起来，
随"肌"应变的效果你看得见！

第 一 节

久坐不动等于慢性自杀

体力活动一词源于英文 "physical activity"，指有意识的、有目的的身体活动，具有较强的主观性和方向性，包括多数有意义的身体活动，如家务劳动、休闲活动、工作等，但不包括一些生活中无意识的身体活动，如眨眼反应、髌腱反射、胃肠蠕动等，体育锻炼属于体力活动的一种形式。

身体活动不足和久坐的生活方式，是当今慢性非传染性疾病（NCD）发生的最重要的危险因素，也是 21 世纪最大的公共卫生问题，已经成为全球范围内死亡的第四大危险因素。

动起来，才知道有多健康

世界卫生组织最新发布的《关于身体活动和久坐行为的指南》（以下简称《指南》）指出，定期进行身体活动，是预防和管理 NCD 的关键；身体活动还有利于心理健康，包括预防认知功能降低和抑郁焦虑的症状，并有助于维持健康体重和总体幸福感。《指南》明确提出，儿童青少年每天至少进行 60 min 中等至剧烈强度的身体活动；成年人和老年人则每周应该进行至少 150～300 min 的中等强度有氧活动，或至少 75～150 min 的高强度有氧活动，或者等量的中等强度和高强度组合运动。当一个人从久坐状态变为经常活动状态，即便运动量没有达到 WHO 的推荐标准，也会得到很大益处。

1. 改善与健康相关的身体素质

心肺耐力可综合反映人体摄取、转运和利用氧的能力，较高水平的心肺耐力是身体健康的保证。心肺耐力越差，特别是心血管疾病的早期死亡率越高，且心

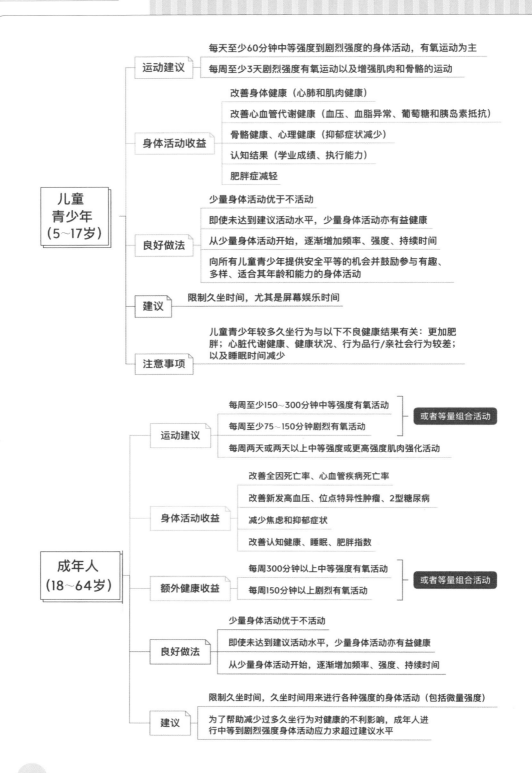

儿童青少年（5～17岁）

运动建议
- 每天至少60分钟中等强度到剧烈强度的身体活动，有氧运动为主
- 每周至少3天剧烈强度有氧运动以及增强肌肉和骨骼的运动

身体活动收益
- 改善身体健康（心肺和肌肉健康）
- 改善心血管代谢健康（血压、血脂异常、葡萄糖和胰岛素抵抗）
- 骨骼健康、心理健康（抑郁症状减少）
- 认知结果（学业成绩、执行能力）
- 肥胖症减轻

良好做法
- 少量身体活动优于不活动
- 即使未达到建议活动水平，少量身体活动亦有益健康
- 从少量身体活动开始，逐渐增加频率、强度、持续时间
- 向所有儿童青少年提供安全平等的机会并鼓励参与有趣、多样、适合其年龄和能力的身体活动

建议
- 限制久坐时间，尤其是屏幕娱乐时间

注意事项
- 儿童青少年较多久坐行为与以下不良健康结果有关：更加肥胖；心脏代谢健康、健康状况、行为品行/亲社会行为较差；以及睡眠时间减少

成年人（18～64岁）

运动建议
- 每周至少150～300分钟中等强度有氧活动
- 每周至少75～150分钟剧烈有氧活动
- 每周两天或两天以上中等强度或更高强度肌肉强化活动
- 或者等量组合活动

身体活动收益
- 改善全因死亡率、心血管疾病死亡率
- 改善新发高血压、位点特异性肿瘤、2型糖尿病
- 减少焦虑和抑郁症状
- 改善认知健康、睡眠、肥胖指数

额外健康收益
- 每周300分钟以上中等强度有氧活动
- 每周150分钟以上剧烈有氧活动
- 或者等量组合活动

良好做法
- 少量身体活动优于不活动
- 即使未达到建议活动水平，少量身体活动亦有益健康
- 从少量身体活动开始，逐渐增加频率、强度、持续时间

建议
- 限制久坐时间，久坐时间用来进行各种强度的身体活动（包括微量强度）
- 为了帮助减少过多久坐行为对健康的不利影响，成年人进行中等到剧烈强度身体活动应力求超过建议水平

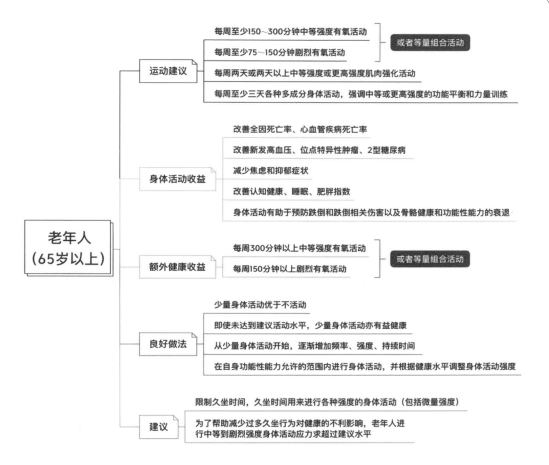

肺耐力与多种健康效益相关。规律运动可以通过提高心肌的供氧量、降低心肌耗氧量达到提高心肺耐力的作用。

规律运动可以帮助人体维持稳定的体重和体脂百分比,保持良好的瘦体重和足够量的骨骼肌,延缓因为老龄化引起的肌肉量的减少和能力下降。

所有年龄段的人都可以通过柔韧性练习提高关节的最大活动范围或柔韧性,以更容易完成灵活性要求较高的活动。

平衡能力练习可以提高个体在静止或运动过程中抵抗身体内部或外部力量的能力,进而防止失去平衡,以减少摔倒后受伤的风险。

2. 减少动脉粥样硬化的危险因素

有氧运动对血脂有良好的调节作用,使血浆高密度脂蛋白升高,低密度脂蛋白和总胆固醇下降，胆固醇清除率升高；降低血黏度，预防血栓形成；规律的身体活动和体育锻炼可大大降低各种体型人群患 2 型糖尿病的风险，还可有效降低血压。

3.降低全因死亡率和慢性疾病的发病率

运动可降低全因死亡率，降低心血管等多种疾病的发病率和死亡率。

4.对脑健康的影响

身体活动和体育锻炼对脑健康的益处在一次中等到较大强度的身体活动或体育锻炼后即刻出现（即刻效应），这些益处包括短期焦虑降低、睡眠改善和认知功能改善；身体活动还可使长期焦虑、深度睡眠和执行功能得到改善。经常进行身体活动或体育锻炼的成年人和老年人，其生活质量相对较高。

> **关 键 词**
>
> 体力活动指有意识的、有目的的身体活动，如家务劳动、休闲活动、工作等，不包括无意识的身体活动，如眨眼反应、膝腱反射、胃肠蠕动等。体育锻炼属于体力活动的一种形式。

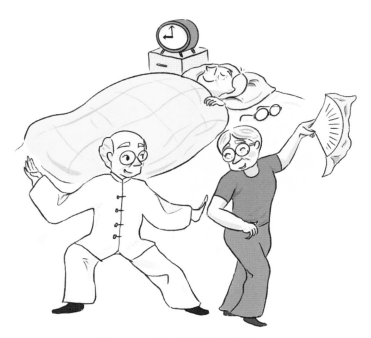

图 5-1　运动对脑健康的影响

当一个人从久坐状态变为经常活动状态，即便运动量没有达到 WHO 的推荐标准，也会得到很大益处。

运动可以增强体质、防治慢病、延年益寿。

骨骼肌是人体高度可塑的器官

人体的肌肉有三种，即心肌、平滑肌、骨骼肌，其中骨骼肌占体重的 40%～45%，由数以千计且具有收缩功能的肌纤维组成，附着在骨骼和关节处，接受神经信号进行收缩或舒张活动，从而控制肢体活动。从举手投足，一颦一笑，到精细的运动技巧，走、跑、跳、举等动作都是骨骼肌收缩的结果，对骨骼健康、维持生命活动至关重要。同时，骨骼肌也是重要的内分泌器官，可产生和释放肌细胞因子，以激素方式起作用并对远端器官发挥特异性的内分泌效应，在调节血糖水平、免疫系统等方面产生巨大作用。

肌少症的主要表现为骨骼肌质量及功能的下降，而衰老、疾病等因素导致的身体活动减少是引起肌少症的直接原因。如图 5-2 所示，随着年龄的增加，肌肉横截面积减少，肌肉被胶原蛋白和脂肪等非收缩组织浸润。肌纤维的数量随着年龄的增长而减少。青壮年时肌纤维比例为 70%，到了老年这一比例只有 50%。

骨骼肌作为人体内高度可塑的器官，通过反复进行强有力的肌肉收缩运动，破坏肌纤维，向肌肉下达"生长"的命令，同时再提供给肌肉用于生长的"原料"时，肌肉就会在休息中变得更加强壮。《肌少症共识》中提到运动是获得和保持肌肉量和肌肉力量最为有效的手段之一，可以对引起肌少症的基本机制产生直接的有益作用，包括减少炎症、增加骨骼肌的干细胞——卫星细胞和减少脂肪浸润等。提倡从青少年时期开始加强运动，以获得足够的肌肉量和肌肉力量；中老年时期坚持运动以保持肌肉量和肌肉力量。与此同时，老年人运动方式的选择需要因人而异，采用主动运动和

> **关 键 词**
>
> 运动是获得和保持肌肉量和肌肉力量最为有效的手段之一，可以对肌少症产生直接的有益作用。

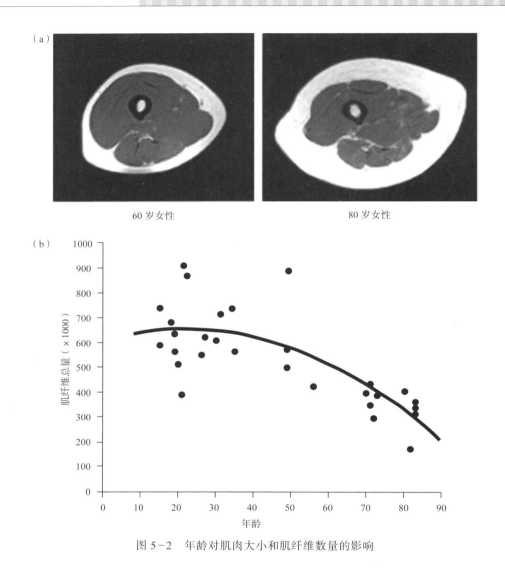

(a)

60 岁女性　　　　　　　　　　80 岁女性

(b)

图 5-2　年龄对肌肉大小和肌纤维数量的影响

被动活动，达到保持或者增加肌肉量和肌肉力量的目的，进而改善运动能力、平衡能力，以及减少骨折的概率。

第 二 节

运动类型

　　运动通常分为有氧运动和无氧运动；按照肌肉收缩形式，分为等长收缩运动和等张收缩运动；按照训练目的，一般可分为耐力运动、力量运动、平衡运动、柔韧运动等。本节将按照训练目的分别阐述。

耐力运动

　　耐力是身体素质的一种，是指在尽可能长的时间内进行肌肉工作的运动能力，也称抗疲劳能力。依照人体生理系统分类，耐力素质可分为肌肉耐力与心肺耐力。通过耐力运动，可有效提高心肺耐力和肌肉耐力。心肺耐力反映人体有效

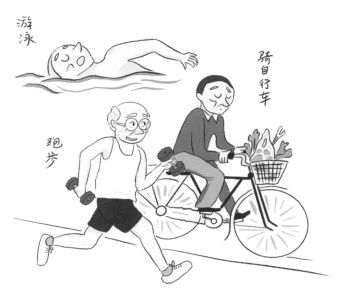

图 5-3　耐力运动的主要形式

吸入氧、运输氧、利用氧的能力，对人体的健康至关重要。2017年，有氧耐力已被美国心脏协会列为与呼吸、脉搏、体温、血压一样重要的第五大临床生命体征。美国心脏协会的科学声明指出，增加有氧耐力可有效提高生存率，并可以延缓或预防糖尿病、心血管疾病、消化系统肿瘤、老年痴呆等多种疾病的发生。肌肉耐力的提高则对维持高生活质量、抵御疲劳的过早发生有着非常重要的作用。

1. 耐力运动的主要形式

主要包括快走、慢跑、游泳、骑车、滑雪、滑冰、健身操舞等。

2. 耐力运动的强度

耐力运动通常都要持续较长时间，因此在耐力运动全过程中要保持特定的运动强度以及动作质量（表5-1）。目前，耐力运动推荐的运动强度范围为自身60%～90%最大心率，年老体弱者或训练初期强度应适当降低。

表5-1 不同耐力训练强度分类

运动强度	最大心率	主观感觉	呼　　吸
低强度	59%以下	轻松	呼吸平稳，不费力说话
中等强度	60%～79%	稍累	呼吸加快，但能与他人正常讲话交流
高强度	80%～89%	累	呼吸急促，无法与他人正常交流
极高强度	90%以上	很累	呼吸困难，无法正常说话

注：最大心率＝220－年龄

3. 耐力运动的频率及持续时间

1周进行2次有氧耐力锻炼就可提高心肺功能，锻炼3～5次，可使心肺达到最大适应水平，获得最大健康收益，且受伤的概率减小，但1周锻炼超过5次并不能引起心肺功能的进一步提高，即不会再获得更大的健康收益。提高心肺功能最有效的锻炼时间为一次20～60 min（不包括准备和整理活动），对于一个适应水平较低的锻炼者来说，一次20～30 min即可，而适应水平较高的锻炼者可能需要40～60 min持续有氧运动。根据不同的强度选择不同的持续时间，低强度时的锻炼持续时间应当大于高强度时的锻炼持续时间。

4. 耐力运动的注意事项

（1）明确锻炼目的，制订可行的锻炼计划，强度依照个人身体状况选择，合理安排锻炼时间，做好充分的热身活动，不可盲目进行，根据季节温度等做好裸露部位的相应防护。

关 键 词

耐力是一种抗疲劳能力。有氧耐力已被美国心脏协会列为与呼吸、脉搏、体温、血压一样重要的第五大临床生命体征。一周最少进行2次有氧耐力锻炼即可提高心肺功能，3～5次可获得最大健康效益。锻炼结束后应等心跳、呼吸平稳后，不出汗了再洗澡。

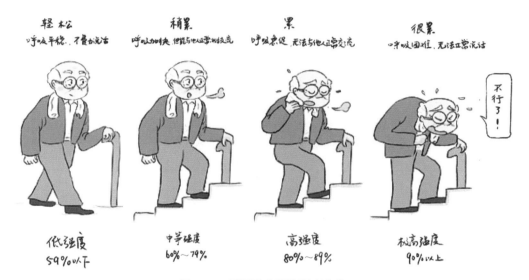

轻松　呼吸平稳，不费力说话　　稍累　呼吸加快，但能与他人正常较流　　累　呼吸急促，无法与他人正常交流　　很累　呼吸困难，无法正常说话

不行了！

低强度 59%以下　　中等强度 60%～79%　　高强度 80%～89%　　极高强度 90%以上

图 5-4　不同耐力训练强度分类

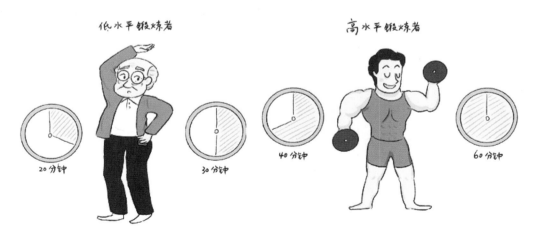

低水平锻炼者　　　　高水平锻炼者

20分钟　　30分钟　　40分钟　　60分钟

图 5-5　耐力运动的频率及持续时间

（2）循序渐进，不要随意增加运动强度或延长运动时间，运动中注意调节呼吸，如有头晕、胸闷、心悸、呼吸困难等症状应立即停止运动。

（3）运动前选择合适、宽松的衣服和松紧适宜的鞋袜，不可空腹运动，防止低血糖，运动过程中注意补水，运动结束后不要立即洗澡。

（4）锻炼要持之以恒，三天打鱼两天晒网，能力不会得到提高。

力量运动

肌肉力量是指人体或人体的某一部分肌肉工作（收缩和舒张时）克服阻力的能力。任何身体活动都是骨骼肌收缩的结果。研究表明，当人到 50 岁以后，肌肉力量平均每 10 年下降 15%～20%，会对日常活动能力造成破坏性影响。保持和提高力量和肌肉功能，对于提高生活质量、降低跌倒风险、减少骨质流失、预防肥胖、提高血糖的利用、降低心血管代谢危险因素、降低全因死亡率、预防和减轻抑郁、焦虑等方面都有积极性作用。力量训练也称为抗阻训练，是指通过克服或对抗阻力训练达到肌肉收缩，从而使肌肉体积和力量增大，同时提高无氧能力的训练。

1. 力量运动的主要形式

包括静力性训练（如平板支撑、站桩等）和动力性训练（如跑、跳、举杠铃等）。运动方式有单关节（单一关节参与）运动和多关节复合（多个关节参与）运动，单关节运动具有锻炼方法简单易学，锻炼的针对性强、负荷较小、相对安全等优点，而多关节复合运动需要更多起支撑作用的结缔组织参与，会增加额外的运动氧耗，在提高不同肌肉间工作的协调性等方面优于单关节运动。一般认为多关节训练效果好于单关节训练，

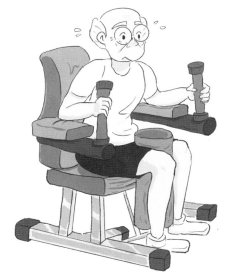

图 5-6　力量运动的主要形式

推荐进行多关节训练，但对于体弱者或受伤后的恢复性训练则宜采用单关节运动。力量训练常见的阻力负荷有自身体重（如引体向上、俯卧撑）、力量器械（如哑铃、杠铃）、弹力阻力（不同弹性的弹力带）等。

2. 力量运动的强度和量

阻力负荷（强度）、重复次数、组间休息和练习组数是力量训练的基本要素。

训练强度：阻力负荷常用只能重复完成1次动作的阻力（1-RM）的百分比表示，或用可重复次数来换算（表5-2）。

重复次数：强度和每组动作的重复次数呈负相关，即强度越大，重复次数就越少。不同的训练目的应选择不同的强度，以达到适当的重复次数（图5-7）。

表5-2　力量训练的强度

强度 %	100	95	90	85	80	75	70	65	60
重复次数	1	2～3	4～5	6～7	8～9	10～11	12～13	14～15	16～20

训练目的		
肌肉力量	肌肉耐力	
<8次/组	8～12次/组	>15次/组
高强度	中等强度	低强度

图5-7　力量训练的不同强度分类

组数：成年人每一肌群练习2～4组，组间休息2～3 min；老年人和体质较差者至少练习1组，不超过3组。

时间：1周2～3次，每次训练1 h左右，老年人应掌握在20～40 min。

表5-3　美国运动医学会成年人力量训练运动处方推荐

目　标　人　群	强度（1-RM）	重复次数
提高肌肉力量和体积以及一定程度的肌肉耐力	60%～80%	8～12
提高肌肉耐力而不是力量和体积	50%	15～25
老年人及体质较差者	60%～70%	10～15

3. 力量运动的注意事项

（1）所有人在进行抗阻训练时，都需遵循渐增阻力原则，并掌握正确规范的动作要求。对于动力性力量训练而言，适当的技术动作是缓慢且有控制的重复动作，并掌握适当的呼吸方法，一般为用力时呼气，还原时吸气。

> **关 键 词**
>
> 一般情况下多关节训练效果好于单关节训练；进行力量训练时，一般用力时呼气，还原时吸气。

（2）要注重每组训练之间的休息以及每次训练之后的恢复，使肌肉可以得到放松恢复，避免受伤。

（3）在大强度静力性训练中，由于血液循环条件不良和憋气等情况易引起血压升高，因此对于高血压患者和年老体弱者应谨慎进行训练。

平衡运动

平衡是指身体处在一种姿势状态，并能在运动或受到外力作用时自动调整并维持姿势的一种能力。平衡训练可以提高肢体及腰腹部与背部核心肌群的稳定性，协调重心，稳定步态，增加平衡，减少跌倒致伤的危险，从而有效提高日常生活活动能力与生活质量。

1. 平衡运动的主要形式

平衡能力分为静态平衡能力与动态平衡能力。静态平衡能力是指维持人体重心相对静止的能力，如身体处于坐或站等姿势时保持稳定的状态；动态平衡能力是指在运动状态下，对人体重心和姿势的调整和控制能力，如由坐到站或由站到坐等各种姿势间转换运动时，或在受外界干扰时，能重新获得稳定状态的能力。许多力量训练也可以作为平衡训练的一部分。

2. 平衡能力的主要训练方法

（1）静态平衡能力：徒手或负重（如哑铃、壶铃等）屈膝单腿站立、直膝单腿站立等。

（2）动态平衡能力：主要采用坐位身体前后移动、坐位身体左右移动、在一字站立平衡、屈膝单腿站立、直膝单腿站立等运动基础上进行传接球、传抛球或抗拒推拉、闭眼、脚下刻意增加不稳性因素等方法进行训练，许多下肢的力量训练也可以提高平衡能力，太极拳等中国功法练习也可以作为一种动态平衡训练。

3. 平衡训练的安全提示

（1）进行平衡训练时，原则上由静态动作开始，遵循从稳定简单到不稳定困难的顺序，或是按照坐位、站位、跪位等身体姿势顺序系统进行。

（2）平衡训练时支撑面积由大到小，身体重心由高到低，前期睁眼进行、后期闭眼进行训练。

（3）进行平衡训练时要集中注意力，加强自我安全保护意识，避免产生恐惧心理，且要严格控制训练量，避免疲劳造成动作变形产生危险。

> **关 键 词**
>
> 进行平衡能力训练时，原则上先从静态动作开始；进行平衡训练时要集中注意力，加强自我安全保护意识。

柔韧性运动

柔韧性是指身体各个关节的活动幅度以及跨过关节的韧带、肌腱、肌肉、皮肤和其他组织的弹性和伸展能力，是身体素质的重要指标之一。柔韧性训练是一种增加身体柔韧性和关节运动幅度的拉伸运动，规律性地进行柔韧性训练可以保持肌肉的弹性、预防肌肉僵硬和劳损，减少运动损伤；还能使运动时动作的随意支配能力更加精准，增加动作幅度及美感，有利于技术水平的发挥；同时可以起到很好的热身作用，还能帮助疲惫的身体在运动后得到迅速的恢复。对于老年人来说，柔韧性训练可以使身体保持灵活和柔软，使老年人日常体力活动能伸展自如，防止受伤，提高生活质量。

1. 柔韧性训练的主要形式

包括静力性拉伸和动力性拉伸，两者均有主动拉伸和被动拉伸2种不同的方式。

2. 柔韧性训练的主要方法

（1）静力性拉伸法：指当练习者练习部位拉伸到最大限度时，依靠自我控制或外力保持静止姿势。即练习者在牵拉韧带、肌肉、肌腱时迫使被牵拉的部位达到最大限度，有酸、胀等感觉时停留一段时间，如正压腿、侧压腿、压肩等。一般静态拉伸最佳时间应控制在 30 s 至 1 min，时间过短效果不明显，时间过长不但对柔韧性影响不大，还会导致肌张力下降，肌肉弹性下降，从而引起肌肉力量下降。

（2）动力性拉伸法：是一种有节奏地多次重复同一动作的牵拉练习，如正踢腿、侧踢腿等。牵拉练习部位，每次拉到有酸胀感时放松，并逐渐加大振动的力度和幅度来拉长肌腱、韧带、肌肉等组织。该方法由有一定锻炼基础的人使用较好，对于锻炼初始阶段人群，损伤肌肉的可能性相对较大，需谨慎。

（3）PNF 拉伸法：PNF 拉伸法一般译为本体感觉神经肌肉促进法，是一种利用运动感觉、姿势感觉等刺激，增强有关神经肌肉兴奋性，促进相应肌肉收缩的锻炼方法。PNF 拉伸比传统的静力性拉伸和动力性拉伸对促进柔韧性的提高更有效。其方法常常是在同伴的协助下，积极主动地放松肌肉。此法必须在专业人士指导下完成。

3. 柔韧性训练的注意事项

（1）练习部位存在骨折或扭伤而引起的关节不稳定（或关节损伤），拉伸的部位有损伤或伤口，伴有感染或发炎时都不宜进行拉伸。

（2）根据年龄、体质状况、目的等选择合适的拉伸方式，要循序渐进。

（3）伸展练习时可配合呼吸，边呼气边伸展，直到最大范围，然后开始吸气，在吸气时保持伸展状态。

（4）整个牵拉过程中不应该感觉疼痛或不适，如感到疼痛或不适，应立刻停止。

（5）柔韧性训练见效速度快，但是消退也快，停止训练稍长，训练效应便会消失，因此柔韧性训练应该经常性进行。

关 键 词

柔韧性训练的主要形式包括静力性拉伸和动力性拉伸；柔韧性训练见效快，消退也快，因此柔韧性训练应该经常性进行。

第 三 节

肌少症的运动处方

运动处方是指由运动处方师、康复治疗师、社会体育指导员和临床医生等专业人员根据参加体育活动者的年龄、性别、个人健康状况、一般医学检查、运动经历与心肺耐力等体质测试结果，结合主客观条件，用处方的形式所制定的体育活动指导方案，具有系统化、个性化的特点。

肌少症的运动处方则是专门指用于肌少症预防和治疗的体育活动指导方案。根据个体情况开具的肌少症运动处方，应包含适宜的运动方式、运动强度、运动时间、运动频率、运动注意事项等内容，以帮助个体科学防治肌少症。

干预目标因人而异

1. 总体目标

运动减少是肌少症的重要发病机制之一，主要包含运动量不足和运动强度不够这两个原因。缺乏运动锻炼，身体活动量不足的老年人更容易出现骨骼肌量减少、肌力水平下降的情况，患上肌少症的风险也会随之增高。除了运动量不足之外，运动强度不足也可能会导致肌少症。如手术之后的长期卧床者，活动强度不够，会导致肌力下降，而肌肉无力又会进一步使活动受限，最终肌肉量和肌肉质量均会有所降低。

"对症下药"才能事半功倍。虽然肌少症的运动处方因人而异，但无论是主动运动还是被动活动，肌少症运动干预的总体目标都是让人"动起来"，包括增加运动量和提高运动强度。

肌少症并不是老年人的"专属"疾病。人体在 30 岁以后，肌肉质量每年下降 1%～2%，70 岁时，下降约 40%，到了 80 岁，则会流失约 50%；肌肉力量下降更为明显，成年人每年失去 3% 的肌肉力量，肌少症已呈现出"年轻化"的趋势。

2. 具体目标

肌少症的类型多种多样，患者的年龄、身体基础状况、病期等因人而异，故肌少症运动处方的具体干预目标应视详细情况而定。假设有一名手术后需要卧床的继发性肌少症患者，他的活动能力和活动范围都比较受限，那么针对他的运动处方干预目标以偏向于改善身体活动功能为主，使他能够早日下床活动。如果有一位患者是原发性肌少症（即与年龄相关的、排除其他原因引起的），那么针对他的运动干预具体目标则可能是增加与提高肌肉的质量和力量，进而力求帮助他从肌少症转变为非肌少症。

> **关 键 词**
>
> 肌少症的类型多种多样，故运动处方的具体干预目标应视具体情况而定。无论是主动运动还是被动运动，肌少症运动干预的总体目标包括增加运动量和提高运动强度。

综上所述，肌少症运动处方的具体目标应视个体情况而具体分析。目标既可以通过特定的运动干预手段，经过一定的干预周期来直接改变肌少症包含的部分要素，包括增加肌肉质量、提升肌肉力量和改善身体功能，也可以是通过运动干预来改变肌少症的整体状态，即从肌少症转变为非肌少症。

运动不同，效果不一

运动是增加和提高肌肉质量和肌肉力量的有效手段之一。目前防治肌少症所采取的运动干预类型主要包括四种，即抗阻训练、有氧耐力运动、多模式的运动训练组合、传统运动功法，不同类型的运动防治肌少症的效果不一样（表 5-4）。

1. 抗阻训练

抗阻训练也称力量训练，是一种已被证实能够有效增加老年人肌肉质量、提高肌肉力量和改善身体功能的运动类型。

表 5-4 不同运动类型运动防治肌少症效果一览表

运动类型	综 合 评 价	具体运动方式	具体防治效果
抗阻训练	有效提高肌肉质量 中等强度的抗阻训练对肌肉耐力有明显改善效果 高强度抗阻训练能有效加强肌肉爆发力	抗阻训练	显著增强肌肉力量
			高强度抗阻训练更有利于最大力量的获得
		加压训练	对提升肌肉力量具有显著的积极影响 低强度的加压训练与低强度的抗阻训练相比，在增强肌肉力量方面更有效 高强度抗阻训练更有利于最大力量的获得
		壶铃训练	八周壶铃训练可以显著改善握力和背部力量，并且在训练后四周效果仍保留
有氧运动	降低心血管疾病的风险因素并减轻慢性炎症 可以增加肌肉纤维的横截面积，但对肌肉质量和力量的影响较小 可以减少体内脂肪，包括肌肉内脂肪，从而改善肌肉质量	广场舞	具有强化老年女性身体肌肉含量和下肢腿部相对最大肌肉力量的作用，对改善老年女性平衡抗干扰能力具有较好的效果
		居家有氧运动课程	骨骼肌质量增加，脂肪质量、身体质量指数和内脏脂肪面积减少，背部肌力升高
多模式的运动训练组合	改善肌肉质量、肌肉力量和身体功能，对肌少症的所有亚维度都有显著影响	抗阻训练+有氧运动	左右手的握力显著增加、身体功能显著改善
		抗阻训练+平衡训练	肌肉质量增加，握力增强，身体质量指数下降，身体功能改善
传统运动功法	可增强下肢肌肉力量，延缓上肢肌力衰退，对于改善身体功能，如下肢功能、步行能力等具有一定作用	八段锦	增强下肢肌力，延缓上肢肌力衰退
		太极拳	提高下肢肌力，改善下肢功能
		易筋经	改善步行能力
		健身气功	在防治肥胖导致的肌少症方面具有优势

2. 有氧耐力运动

有氧耐力运动对于防治肌少症有一定效果，主要体现在能够促进个体心肺功能的改善，减少心血管疾病发生的风险，对于肌量和肌力的影响则相对较小。

3. 多模式的运动训练组合

多模式的运动训练组合是指包括抗阻训练、有氧耐力运动、平衡训练和其他运动方式等在内的体育活动进行相互组合而形成一种运动类型。其中，抗阻训练和有氧耐力运动联合是较为常见的一种组合运动方式，对于肌少症的防治具有积极作用。多模式的运动训练组合对于老年人肌少症的防治有显著的影响，能够改善肌肉质量、肌肉力量和身体功能。

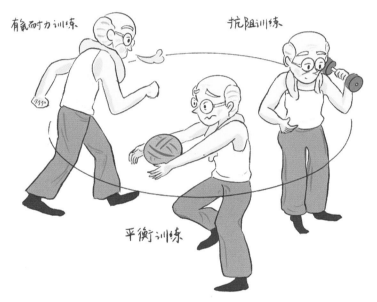

图 5-8　进行多模式运动训练

4. 传统运动功法

传统运动功法主要包括太极拳、八段锦、易筋经等，这些传统运动功法对于提高肌肉力量，改善肌肉的协调性和身体的活动能力有显著效果。

关　键　词

散步也能预防肌少症。一项针对日本65岁以上老年人的研究表明，6个月的步行能增加肌肉质量，特别是那些原本肌肉质量水平较低者。走路较快的人患肌少症的风险更小。

锻炼前的准备

准备活动可以分为一般准备活动和专项准备活动。

1. 一般准备活动

主要是一些全身性身体练习，主要包括慢跑、踢腿、弯腰、扩胸、振臂等，对于一些肌少症患者尤其是卧床人群，可以进行一些抬腿、屈膝、举臂、伸臂、握拳等简单动作进行热身，其目的主要是提高整体的生理唤醒水平和神经系统兴奋，减少运动损伤的发生。

2. 专项准备活动

是指与所从事的体育锻炼内容相结合的准备练习活动，比如打篮球之前做一些运球、投篮动作，踢足球之前做一些带球、传球、射门等练习。

对于一般体育锻炼，尤其是肌少症人群，只需进行一般准备活动即可。

> **关 键 词**
>
> 一般准备活动的主要目的，是提高整体的生理唤醒水平和神经系统兴奋，减少运动损伤的发生。

运动干预——具体问题具体分析

1. 适宜人群

肌少症运动干预方法适用于本身尚具备身体活动功能、基本认知与理解能力的人，适宜人群主要包括3类：（1）未被诊断为肌少症，但已显现可能会得肌少症的高危人群；（2）原发性肌少症患者，也就是与年龄相关的、排除其他病因的肌少症患者；（3）继发性肌少症患者，包含血液透析、糖尿病、慢性心力衰竭、慢性阻塞性肺疾病、肝硬化、慢性肾脏病、肥胖、尿毒症、胃癌、胆管癌等疾病合并肌少症的患者人群。针对不同人群，运动干预应具体问题具体分析，对个体进行体质与健康特征分析、肌少症诊断等综合检查之后再制订干预计划。

2. 运动方式

在防治肌少症的主要运动干预方法中，抗阻训练、有氧耐力运动、多模式的运动训练组合、传统运动功法是较为常用的4种运动类型。

有研究采用澳大利亚乔安娜·布里格斯研究所（JBI）循证中心证据分级及证据推荐级别系统（2014版），对其所纳入的运动干预方法证据进行了等级划分（表5-5）。根据该研究者的归类和等级划分，抗阻训练和多模式的运动训练组合是推荐等级较高的2种运动类型。

表5-5　老年肌少症运动干预的证据总结

类　　型	证 据 内 容	证据级别	推荐级别
运动干预类型	推荐抗阻训练作为改善肌肉力量、肌肉质量和身体功能的运动干预形式	Level 1a	A
	推荐应用多模式运动疗法以改善老年人肌肉质量、肌肉力量和身体功能	Level 1a	A
运动干预处方	老年肌少症患者运动处方应以功能结果为基础，并结合强度、体积和进展的最佳时间原则，同时考虑成本效益原则，个性化的体育活动项目可能不如集体体育活动课程	Level 2c	B

运动干预方法中的具体运动方式和锻炼内容多种多样。以抗阻训练为基础的锻炼内容，包括深蹲、坐站、提踵、前弓步、侧弓步、直腿抬高、坐位抬腿、靠墙静蹲、举哑铃、拉弹力带等。以有氧耐力运动为基础的锻炼内容，主要有广场舞、健步走、有氧运动操等。以传统运动功法为基础的锻炼内容，则主要包含太极拳、八段锦、易筋经、健身气功等。尽管锻炼的具体内容各不相同，但是通常一次运动干预主要由热身、主要锻炼内容、放松整理三部分组成。

3. 运动强度

针对不同性别、年龄、症期等条件各异的患者，其运动干预方法适宜的运动强度不尽相同，而且运动干预实施过程中的运动强度也可能调整变化。运动强度分为低强度、中等强度和高强度。一般情况下，推荐进行中等强度的有氧运动，即达到60%～79%最大心率、感觉稍累、呼吸加快，但能与他人正常讲话交流的强度。抗阻训练可采用自身体重或运用哑铃等训练器械，并经过一定的适应期后，根据个体的具体情况，逐渐调整阻力或哑铃的重量，增加训练负荷。

4. 运动时间

关于肌少症防治的运动干预时间，在已有的运动干预方法中，单次运动时间25～80 min 不等，较为常见的是 45～60 min/ 次。根据《肌肉衰减综合征营养与运动干预中国专家共识》当中的推荐，每天应当进行累计 40～60 min 中高强度运动（如快走、慢跑），其中抗阻运动进行 20～30 min。

5. 运动频率

防治肌少症的运动干预频率尚无标准的规定。运动干预频率每周 1～6 次。《肌肉衰减综合征营养与运动干预中国专家共识》推荐每周锻炼的天数 ≥ 3 天。

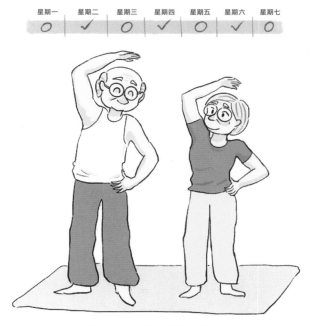

图 5-9　运动时间和频率

6. 干预周期

肌少症运动干预防治的干预周期需要根据干预人群特点、运动目标、现实条件、患者依从性等方面进行综合考量，最佳干预周期目前尚存争议，现有的干预周期从 8 周至 24 个月不等。

7. 注意事项

由于老年人身体功能逐步退化，可能不适合参与剧烈的、高强度的训练。为了避免增加运动损伤发生的概率，针对老年肌少症患者的运动干预强度应当谨慎。在实行运动干预时，还需加强运动相关的安全宣教，提高患者自身对于防止运动损伤的认知，为保证运动依从性，对患者进行随访也很重要。

此外，长期卧床类、术后康复类的肌少症患者应根据实际情况，以增加身体活动量为主，运动强度主要选择低强度、中等强度，以达到能够让患者早日下床的目的。

对于想运动但又担心运动损伤的患者，可首选抗阻运动。研究显示，抗阻运动对于具备活动能力的中老年人是安全的。在运动之前，做好充分的准备和热身，运动过程中，使用正确的动作、合适的重量来进行抗阻训练，在运动之后进行拉伸和整理。

8. 效果评估

肌少症运动干预方法的效果主要通过三种动态指标的变化来进行评估：（1）肌肉质量的变化；（2）肌肉力量的变化；（3）身体功能的变化。对于疗效的效果等级，虽然有学者给出过疗效观察指标的判定标准，但目前的证据尚且不足，并不是所有疗效观察指标都有统一的疗效判定标准。总体而言，抗阻训练可以有效地提高肌肉质量、肌肉耐力和肌肉爆发力；有氧耐力运动对于老年人四肢肌肉质量的增加相对较少，主要是通过减少全身体脂肪和腹部脂肪，其中包括肌肉中的脂肪，从而增加四肢肌肉的相对质量。

> **关 键 词**
>
> 无论之前有没有规律的运动习惯，只要开始运动锻炼，就可以受益。通常一次运动干预主要由热身、主要锻炼内容、放松整理三部分组成。为避免运动损伤，可首选抗阻运动。

肌少症患者的运动处方

1. "四无"阿姨患上肌少症

65 岁的李阿姨身体一直不错，在小姐妹群里自封"三无"小姐姐，所谓的"三无"就是无疾病史、无家族遗传病史、无不良生活嗜好。一天，小区来了社区健康检测小组，专门为居民检测肌肉健康状况。"肌肉还有健康问题？"自信满满的李阿姨也排队去做了检测。结果，李阿姨被诊断为肌少症。

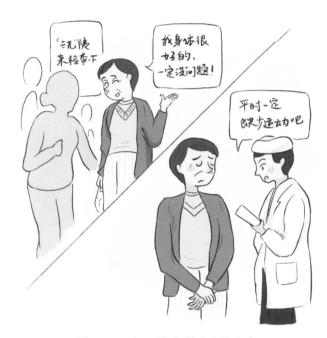

图 5-10 "四无"阿姨患上肌少症

李阿姨握着一纸诊断书傻眼了，只见上面显示：

（1）经 DXA 检测，肌肉含量为 5.0 kg/m²，根据最新诊断标准，女性肌肉含量 < 5.4 kg/m² 即为肌量减少；

（2）使用 Jamar® 握力计进行握力测试，测试结果为 15.5 kg，根据最新诊断标准，女性握力 < 18 kg 即判断为肌力下降；

（3）6 m 步行速度测试结果为 1.2 m/s，根据最新诊断标准，日常步速 < 1.0 m/s（不分男女）则判定为身体活动功能下降，所幸李阿姨身体功能还没有下降。

综上所述，医生诊断李阿姨为原发性肌少症，具体表现为肌量减少和肌力下降。进一步的体质测试结果显示，李阿姨体重正常（BMI = 22.3 kg/m²），心肺耐力略低于同龄人正常水平，未接受其他锻炼干预，运动风险筛查结果显示为运动低风险。经咨询医生，李阿姨表示自愿接受运动处方干预。她笑着告诉小姐妹："现在'三无'小姐姐变身'四无'小姐姐啦，还有'一无'叫无规律锻炼，大家年龄相仿，赶紧都来测测吧！"

医生综合李阿姨的健康状况，为她制订了如下运动处方：

李阿姨的运动处方

基本信息					××××年3月21日	
姓　　名	李阿姨	性　　别	□男 ☑女	年　　龄		65岁
联系电话	×××××	家庭住址	××××××××			
运动前筛查						
肌少症诊断	肌肉量减少：5.0 kg/m²（< 5.4 kg/m²） 肌力下降：握力 15.5 kg（< 18 kg） 身体功能未见下降表现					
身体活动水平	□严重不足 ☑不足 □满足					
健康筛查	身高 157.4 cm　体重 55.2 kg　BMI 22.3 kg/m² 疾病史：☑无　□高血压　□糖尿病　□心脏病　□肺脏疾病　□其他：____ 血液指标：空腹血糖_____，总胆固醇_____					
运动风险分级	☑低 □中 □高					
运动测试结果	心肺功能 ☑低 □中 □高					
运动处方						
运动目的	增加肌肉量，提高肌力，改善心肺耐力水平					
运动方式	从简单的抗阻训练和有氧运动开始，如坐位抬腿、举哑铃、健步走。适应一段时间后再根据患者的具体反馈情况进行调整					
运动强度	从低强度开始逐渐增加到中等强度，再依据具体情况加到高强度					
运动时间	先从短时间开始，每天运动 30 min，包括 5 min 热身，10 min 健步走（一开始不设速度要求，逐渐增加速度，心率控制在最大心率的55%～65%），10 min 力量训练（蹲起、提踵、髋部后伸、外展、内收、肱二头肌弯曲、					

（续表）

运动时间	双臂侧平举，每个动作重复8～12次/组，共1～2组），5 min放松整理。待患者熟悉2周后，增加运动时间至每天60 min，5 min热身，20 min健步走（心率控制在最大心率的60%～75%），30 min力量训练（蹲起、提踵、髋部后伸、外展内收、肱二头肌弯曲、双臂侧平举，每个动作重复8～12次/组，1～3组，可从不负重开始，逐渐可增加弹力带、矿泉水瓶或哑铃等来增加阻力），5 min放松整理。
运动频率	适应阶段，每周不少于3天，待适应后每周不少于5天
运动目标	干预3个月，肌量提高20%，肌力提高20%，心肺功能提高20%
注意事项	患者没有运动习惯，对于处方中的运动方式不熟悉，需加强专业指导和回访，及时指导技术要领和解决运动中的问题，预防运动损伤，鼓励患者按照运动处方坚持科学运动，并渐渐养成运动习惯，熟悉各类运动方式
效果评估	运动干预计划全部完成之后进行肌少症诊断和体质测试
回访时间	前2周每天进行微信或电话回访，了解身体反应、适应状况、锻炼情况等，若身体反应良好，则按照计划继续进行，否则减小强度和时间或者更换运动方式；1个月后进行体质测试、肌少症诊断，然后进行方案调整，并每周进行微信或电话回访，了解锻炼情况
运动处方师	×××
机构名称	××××××

2. 手术后，患上了肌少症

73岁的张爷爷中期胃癌，术后卧床，有时，他会摇着头叹口气道："我这无家族遗传病史、无过敏史、无不良生活嗜好的人，居然会生这种大病！"一旁的老伴总是安慰他，咱这是不幸中的万幸了！

张爷爷喜读书，平时无锻炼习惯，属于长期久坐人群。手术前，医生为他做了肌少症筛查，诊断书如下：

（1）经DXA检测，肌肉含量为5.2 kg/m^2，根据最新诊断标准，男性肌肉含量＜7.0 kg/m^{2}即判断为肌量减少；

（2）使用Jamar®握力计进行握力测试，测试结果为20.8 kg，根据最新诊断标准，男性握力＜28 kg即判断为肌力下降；

（3）6 m步行速度测试结果为0.6 m/s，根据最新诊断标准，日常步速＜1.0 m/s（不分男女）即判定为身体活动功能下降。

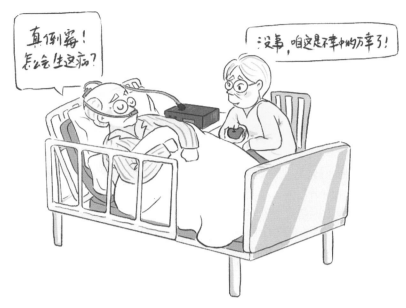

图 5-10 手术后，患上了肌少症

综上所述，张爷爷被诊断为继发性肌少症，中期胃癌合并肌少症，具体表现为肌量减少、肌力下降和身体活动能力衰退。体质测试的结果显示，张爷爷体重正常（BMI = 22.6 kg/m²），心肺耐力低于同龄人正常水平，未接受其他锻炼干预，已进行运动风险筛查，结果显示为运动中风险。张爷爷在老伴的鼓励下，运动前已签署知情同意书，自愿接受运动处方干预。

医生综合张爷爷的健康状况，为他制订了如下运动处方：

张爷爷的运动处方

基本信息					××××年4月5日
姓　　名	张爷爷	性　　别	☑男 □女	年　　龄	73岁
联系电话	××××××	家庭住址	××××××××		
运动前筛查					
肌少症诊断	肌量减少：5.2 kg/m²（＜ 7.0 kg/m²） 肌力下降：握力 20.8 kg（＜ 28 kg） 身体活动功能：6 m 日常步速 0.6 m/s（＜ 1.0 m/s）				
身体活动水平	☑严重不足 □不足 □满足				

（续表）

健康筛查	身高 <u>170.2</u> cm　　体重 <u>65.5</u> kg　　BMI <u>22.6</u> kg/m² 疾病史：□无　□高血压　□糖尿病　□心脏病　□肺脏疾病 ☑其他：<u>中期胃癌</u> 血液指标：空腹血糖_____，总胆固醇_____
运动风险分级	□低　☑中　□高
运动测试结果	心肺功能 ☑低　□中　□高
运动处方	
运动目的	防止术后肌量、肌力、身体功能进一步下降和衰退，并在恢复之后逐渐增加肌量，提高肌力，改善身体功能和心肺耐力水平
运动方式	患者麻醉清醒后取卧位，指导并协助患者进行床上活动：① 抬臂运动，5～10个/次，2～4次/日；翻身运动，每2 h翻身1次。② 足背屈伸运动，10～20个/次，5～10次/日，并鼓励患者尽早下床活动。首次下床活动前，责任护士应采用333原则对患者进行评估与协助：① 神志清楚，生命体征稳定，VAS 疼痛评分＜3分，引流管处无渗血。② 协助患者在床边坐立3 min，无特殊不适后，站立3 min，并嘱患者做深呼吸和站位练习，协助患者躯体逐渐挺直。③ 观察患者无直立不耐受症状后，再协助其行走，下床活动第1、2、3天的活动量为200步、560步和890步。加入阻抗训练：① 肱二头肌弯曲，患者双手持重1 kg哑铃或盛满水的矿泉水瓶，坐位或者站立，前臂与上臂呈90°，肱二头肌须感觉绷紧，8～12次/组，每次1～3组，组间间隔3 min。② 躺位股四头肌静力性收缩训练，保持5 s，重复5～10次。③ 躺位或坐位直腿抬高训练，躺位直腿抬高高度大约在15°～30°，脚尖勾起，两腿交替，保持5 s，重复5～10次；坐位直腿抬高时患者坐于硬质椅子上可双腿并举上抬，脚尖勾起，保持5 s，重复5～10次。
运动强度	卧床期间以低强度被动活动为主，能够下床活动之后循序渐进，依据患者的恢复情况和实际状况，从低强度开始逐渐增加到中等强度。
运动时间	卧床期间不作特别的时间规定，以动作练习的完成的量为主。能够下床活动后，循序渐进，每天至少30 min为宜，应包含5 min的热身和5 min的放松整理，待身体状况好转之后再进行时间的增加。
运动频率	卧床期间每周每天进行被动活动为宜。能够下床活动之后，每周不少于3天，待恢复适应后每周不少于5天
运动目标	从被动活动到下床主动活动，并在能下床主动活动后干预6个月，中期目标为肌量提高10%，肌力提高10%，6 m正常步速提高10%，心肺功能提高10%；终期目标为肌量提高25%，肌力提高20%，6 m正常步速提高25%，心肺功能提高20%
注意事项	患者没有运动习惯，长期久坐不动，而且处于胃癌术后，前期的运动干预以被动活动为主，以防止肌量、肌力、身体活动功能等进一步下降和衰退，

（续表）

注意事项	能够下床活动之后，鼓励进行主动运动，但需要注意预防运动损伤。除运动干预之外，需要结合必要的营养护理干预
效果评估	运动干预计划中期和终期分别进行一次肌少症诊断和体质测试
回访时间	卧床期间每天进行回访和观察，密切了解患者的恢复情况、身体反应、锻炼情况等；能够下床主动活动后每周进行回访，跟进恢复情况、身体反应、锻炼情况等，并根据实际情况进行干预计划调整；3个月后调整为每月进行回访
运动处方师	×××
机构名称	××××××

第四节

抗阻训练练习方法示范

提高下肢肌肉力量的运动

提高下肢肌肉力量对一些日常活动至关重要，如上下楼梯、行走、离开椅子站起来、外出骑车、出入浴缸等，可减少跌倒的概率。

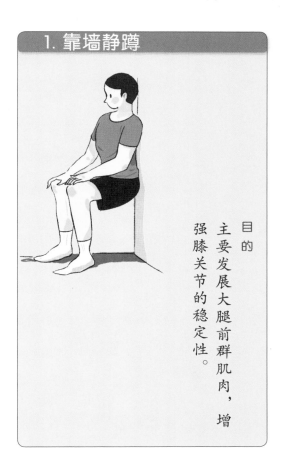

1. 靠墙静蹲

目的 主要发展大腿前群肌肉，增强膝关节的稳定性。

动作要点

（1）上身靠墙，腰部、背部、头部紧贴墙面；

（2）收腹，骨盆保持中立位，双脚打开与肩同宽，脚尖向前；

（3）屈髋屈膝下蹲，可以采用不同角度进行静蹲练习，由易到难：微蹲，屈膝 120° 以上；半蹲，屈膝 90°；深蹲，屈膝 < 90°。静蹲到 90° 效果最佳，即大腿与地面平行，小腿与地面垂直的角度。双手可以抱在胸前，也可以放在大腿上；

（4）每次保持 20～30 s，练习 5～8 次，3～5 次 / 周。

温馨提示

（1）下蹲过程中膝不要超过脚尖；

（2）下蹲时膝的运动方向与脚尖一致，
　　　不能内扣；

（3）重心不能偏移。

增加难度

（1）增加每次静蹲的保持时间或组数；

（2）大腿上加些重量；

（3）不靠墙静蹲。

安全注意事项

（1）下蹲的角度以膝关节无痛为宜；

（2）老年人一般建议微蹲；

（3）如果肌力较弱时，墙边最好有稳固
　　　的物体，下蹲或起身时手可帮助下
　　　蹲到合适的角度或扶起。

2. 坐起运动

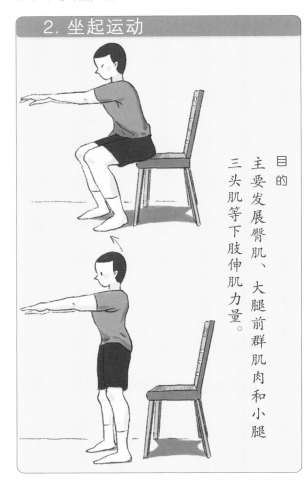

目的　主要发展臀肌、大腿前群肌肉和小腿三头肌等下肢伸肌力量。

动作要点

（1）背对椅子，靠近站在椅子
　　　前，双脚与肩同宽，椅子
　　　的后背靠墙；

（2）双臂前平举，保持躯干平
　　　衡，缓慢屈膝屈髋下蹲；

（3）接近椅子时稍作停顿并将
　　　身体重心落在椅子上；

（4）然后，全脚掌使劲向下用
　　　力，伸膝伸髋，返回起始
　　　姿势；

（5）8～12次／组，2～3组，
　　　组间可休息1～2 min。

温馨提示

（1）坐下时吸气，起身时呼气；

（2）眼睛平视前方的垂直目标

（如墙角、门框）；

（3）可降低难度，手扶大腿起立，或用
　　有扶手的椅子，借助扶手进行蹲起。

增加难度

（1）在进行下一次站立之前，不要完全
　　坐在椅子上；

（2）手持重物；

（3）增加重复的次数或组数。

安全注意事项

（1）确保椅子结实稳固，椅子后背靠墙；

（2）锻炼不能过度，锻炼过程中不应感
　　到疼痛。

3. 原地弓步蹲

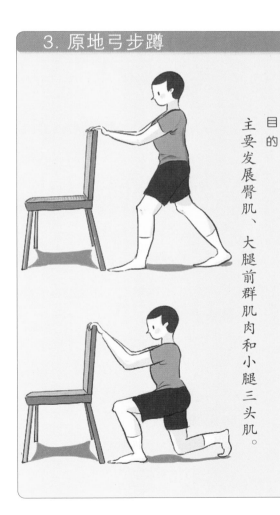

目的
主要发展臀肌、大腿前群肌肉和小腿三头肌。

动作要点

（1）站在一个固定物侧面，双脚
　　前后交叉站立，脚尖向前，
　　面向前方，靠近固定物的手
　　放在固定物上，维持身体稳
　　定性；

（2）保持躯干竖直，前侧下肢屈髋
　　屈膝缓慢下蹲，后侧脚跟抬
　　起，屈膝向下尽量接近地面；

（3）然后两侧下肢伸髋伸膝回到
　　起始位置；

（4）下肢前后交换，每侧 8～12
　　次/组，2～3 组，组间可休
　　息 1～2 min。

温馨提示

（1）确保前腿的膝不要超过

脚尖；

（2）确保上体不要向前后、左右倾斜；

（3）蹲下时吸气，起身时呼气。

增加难度

（1）试着在手不扶固定物的情况下进行；

（2）增加重复的次数或者组数。

安 全 注 意 事 项

（1）手扶固定物，增加稳定性；

（2）前方膝不超过脚尖；

（3）确保固定物结实稳定。

4. 站位后伸腿运动

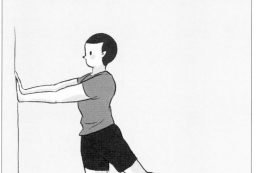

目的
主要发展臀部和下背部肌群。

动 作 要 点

（1）面向椅背或墙壁站立，将双手支撑椅背或墙壁，双脚分开与肩同宽，躯干挺直；

（2）缓慢抬起一条腿，保持膝关节完全伸直，向身体后方做伸髋抬腿运动，至最大后伸幅度时停顿2～3 s，然后回到起始位置；

（3）两侧下肢交替进行，每侧10～15 次 / 组，2～3 组，组间可休息 1～2 min。

温 馨 提 示

（1）避免身体前后、左右倾斜；

（2）始终保持躯干和骨盆固定不动；

（3）向后伸时呼气，返回时吸气。

增 加 难 度

（1）在抬腿时，收紧腹部肌肉；

（2）保持抬腿时间长一些；

（3）在踝关节增加重物；

（4）增加重复的次数或组数。

（1）在运动过程中，支撑腿膝关节微屈；

（2）如果用椅子，确保椅子稳固结实。

5. 站位下肢外展运动

目的
主要发展大腿外展肌群。

动 作 要 点

（1）双脚略微分开，身体竖直，站在固定物或墙壁前，双手支撑固定物或墙壁，保持躯干挺直、固定不动；

（2）单脚站立，另一侧下肢缓慢向侧方抬起，保持抬起侧的膝关节完全伸直，踝关节中立位，至最大幅度时停顿 2～3 s，然后回到起始位置；

（3）两侧交替进行，每侧 10～15 次 / 组，2～3 组，组间可休息 1～2 min。

温 馨 提 示

（1）保持躯干挺直，脚尖向前；

（2）腿向侧抬起时呼气，返回时吸气。

增 加 难 度

（1）在抬腿时，收紧腹部肌肉；

（2）保持抬腿时间长一些；

（3）在踝关节增加重物；

（4）增加重复的次数或组数。

（1）在运动过程中，支撑腿膝盖稍稍弯

曲一点；

（2）确保固定物稳固结实。

6. 后蹬腿练习

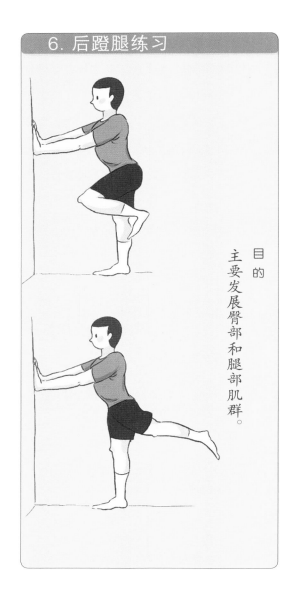

目的

主要发展臀部和腿部肌群。

动 作 要 点

（1）面对固定物或墙壁双脚稍微分

开站立，身体前倾，双手支撑

固定物或墙壁；

（2）单脚站立，另一条腿向前屈髋

屈膝抬起，然后向臀部后方做

伸髋伸膝蹬腿动作，连续进行；

（3）两侧交替进行，每侧10～15次/

组，2～3组，组间休息2～

3 min。

温 馨 提 示

（1）保持正立姿势，耳朵、肩部、

臀部在同一水平面上；

（2）腿抬起时呼气，返回时吸气。

增 加 难 度

（1）抬腿的过程中收紧腹部和臀部

肌肉；

（2）在踝关节增加重物。

（1）慢速可控的状态下进行这项锻炼；

（2）确保固定物结实稳固。

7. 直腿抬高

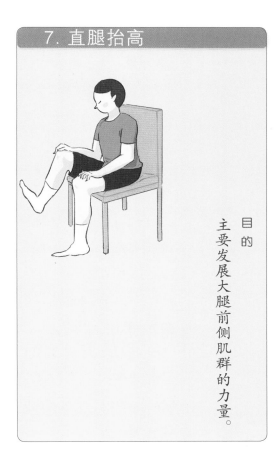

目的
主要发展大腿前侧肌群的力量。

动 作 要 点

（1）坐在一个后背稳固的椅子上，可在椅子边缘大腿下面垫一条柔软的毛巾增加支撑，双手放在大腿上；

（2）一侧下肢缓慢伸膝向上尽可能地抬起小腿，始终保持踝关节背屈，勾紧脚尖，至最大幅度时停顿 2～3 s，然后回到起始位置；

（3）两侧交替进行，每侧 10～15 次 / 组，2～3 组，组 间 休 息 1～2 min。

温 馨 提 示

（1）腿伸直时呼气，返回时吸气；

（2）始终保持躯干挺直，固定。

增 加 难 度

（1）增加停顿时间；

（2）在踝关节增加重物。

安 全 注 意 事 项

确保椅子结实稳固。

8. 臀桥

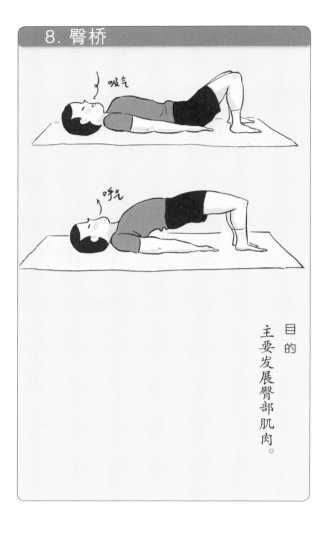

吸气

呼气

目的
主要发展臀部肌肉。

动作要点

（1）仰卧，屈髋屈膝，双脚平放在床上或地板垫子上，双脚平行略宽于肩部；

（2）双手放于躯干两侧，手掌向下平放在地板上；

（3）保持躯干挺直，缓慢抬起臀部至尽可能的高度，保持 2～3 s 后，缓慢回到起始位置；

（4）8～12 次 / 组，2～3 组，组间休息 1～2 min。

温馨提示

（1）臀部抬起时呼气，臀部下落时吸气；

（2）臀部抬起时，夹紧臀部。

增加难度

（1）增加臀部抬起的维持时间；

（2）增加重复次数或组数。

安全注意事项

确保地面与垫子之间防滑。

9. 提踵

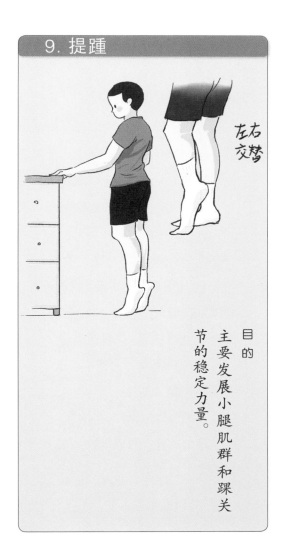

左右交替

目的
主要发展小腿肌群和踝关节的稳定力量。

动作要点

（1）站在一个稳固的椅子或桌子后面，双脚与肩同宽；

（2）轻扶桌椅，慢慢踮起脚尖，尽可能越高越好，保持 2～3 s 后，缓慢回到起始位置；

（3）两侧交替进行，10～15 次 / 组，2～3 组，组间休息 1～2 min。

温馨提示

（1）踮起脚尖时呼气，放下脚跟时吸气；

（2）保持躯干挺直，脚尖向前。

增加难度

（1）双手叉腰；

（2）双手或单手持哑铃等重物。

安全注意事项

确保椅子结实稳固。

10. 勾脚尖

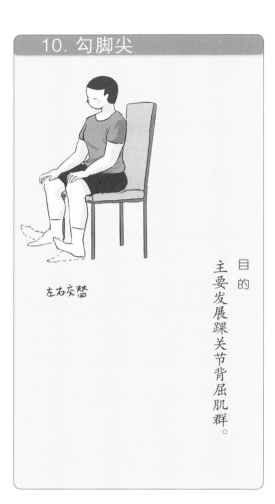

左右交替

目的

主要发展踝关节背屈肌群。

动作要点

（1）坐姿或站姿，两脚分开，与肩同宽，平放在地面上，脚尖向前；

（2）保持脚后跟始终在地上，缓慢进行踝关节背屈运动，勾脚尖，至最大幅度维持 2～3 s，然后缓慢回到起始位置；

（3）两侧交替进行，15～20 次 / 组，1～4 组，组间休息 1～2 min。

温馨提示

（1）尽可能勾脚尖到最高点；

（2）动作要缓慢持续用力。

增加难度

（1）增加勾脚尖保持的时间；

（2）增加重复次数或组数。

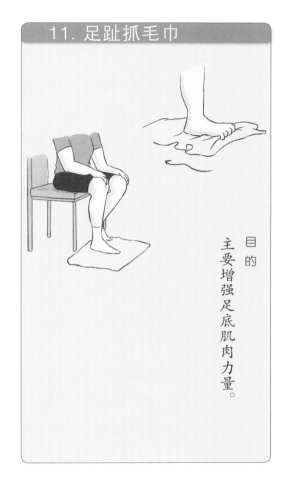

11. 足趾抓毛巾

目的
主要增强足底肌肉力量。

动作要点

（1）坐在椅子上，单脚置于平放在地上的一条毛巾上；

（2）用脚趾反复抓毛巾，使毛巾向身体方向移动；

（3）两侧交替进行，15～20 次 / 组，2～3 组，组间休息 1～2 min。

温馨提示

（1）毛巾要铺平放置在地面上；

（2）练习时，足跟要保持不动，只用脚趾抓毛巾。

增加难度

增加重复次数或组数。

提高上肢肌肉力量的运动

提高上肢肌肉力量对开展家务劳动和其他日常活动过程中非常重要，如抬举和携带杂物、拎包、抱小孩或宠物等动作。

1. 屈腕活动

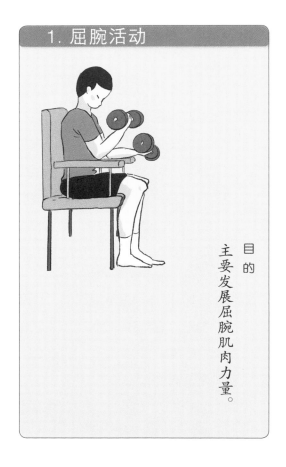

目的

主要发展屈腕肌肉力量。

动作要点

（1）将练习侧前臂放在结实的椅子扶手上，手放在扶手的边缘；

（2）练习侧手握哑铃（或矿泉水瓶等重物），手掌向上；

（3）缓慢做屈腕练习；

（4）两侧交替进行，每侧8～12次/组，2～3组，组间休息1～2 min。

温馨提示

（1）在可控状态下慢慢举起哑铃或其他重物；

（2）手握物体的重量可以选择能够完成8～12次重复动作的重量；

（3）前臂固定在扶手上，屈腕时不要用力。

增加难度

如果能保持在正确的姿势下完成12次重复动作，可以适当提高哑铃或重物的重量。

2. 双臂侧平举

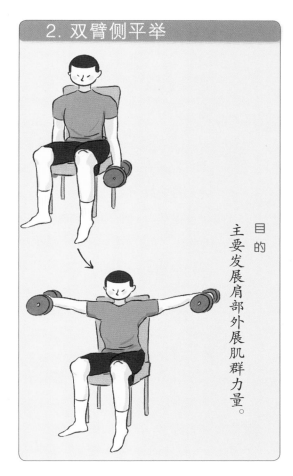

目的
主要发展肩部外展肌群力量。

动作要点

（1）直立站立（也可以坐在一个固定的无扶手的椅子上）、双脚与肩同宽，手臂自然放在身体两侧；

（2）双手各握一个哑铃（或矿泉水瓶等重物）、贴近身体两侧、两手手掌心向身体；双臂侧平举，慢慢地抬到肩膀高度（双臂与地面平行），停顿 2～3 s 后，慢慢地将双臂返回到起始姿势；

（3）8～12 次 / 组，2～3 组，组间休息 1～2 min。

温馨提示

（1）保持躯干挺直，眼睛平视前方；

（2）不要弯曲手腕或肘关节；

（3）抬起时呼气，放下时吸气；

安全注意事项

（1）不要使哑铃（或重物）的高度超过肩关节；

（2）避免颈部肌肉紧张。

（4）在可控状态下慢慢抬起哑铃或其他重物；

（5）手握物体的重量可以选择能够完成8～12 次重复动作的重量。

增加难度

如果能保持在正确的姿势下完成 12 次重复动作，可以适当提高哑铃或重物的重量。

3. 手臂上举

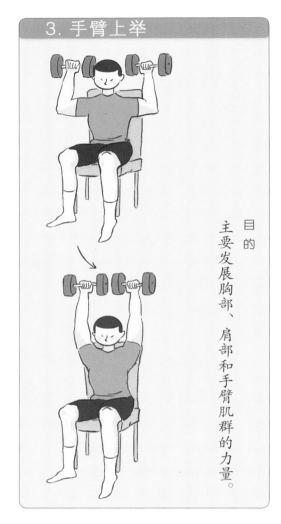

目的

主要发展胸部、肩部和手臂肌群的力量。

（1）直立站立（也可以坐在一个固定的无扶手的椅子上）、双脚与肩同宽；

（2）肘关节屈曲，上臂位于躯干两侧，双手各握一个哑铃（或矿泉水瓶等重物），掌心向前；

（3）双手缓慢举过头顶，至双肘接近伸直，停顿 1～2 s 后，双臂缓慢返回到起始姿势；

（4）8～12 次 / 组，2～3 组，组 间休息 1～2 min。

温 馨 提 示

（1）使躯干保持挺直，不要向前倾，眼睛平视前方；

（2）举起时呼气，返回时吸气；

（3）在可控状态下慢慢举起哑铃或其他重物；

（4）手握物体的重量可以选择能够完成8～12 次重复动作的重量。

增 加 难 度

如果能保持在正确的姿势下完成 12 次重复动作，可以适当提高哑铃或重物的重量。

安 全 注 意 事 项

肌力较差的，可以先不负重，徒手完成动作。

4. 手臂前平举

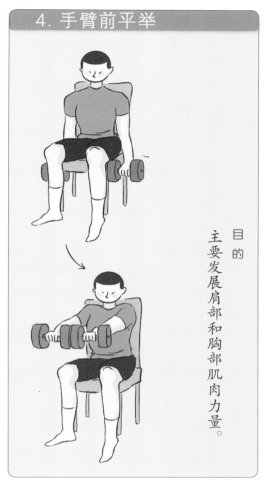

目的主要发展肩部和胸部肌肉力量。

动作要点

（1）直立站立（也可以坐在一个固定的无扶手的椅子上）、双脚与肩同宽，手臂自然放在身体两侧；

（2）双手各握一个哑铃（或矿泉水瓶等重物）、贴近身体两侧、两手掌心朝后；

（3）保持双臂伸直，双臂向前举至肩膀高度，停顿 1～2 s 后，慢慢回到起始姿势；

（4）8～12 次/组，2～3 组，组间休息 1～2 min。

温馨提示

（1）使躯干保持挺直，不要向前倾，眼睛直视前方；

（2）不要弯曲手腕或肘关节；

（3）抬起时呼气，放下时吸气；

安全注意事项

（1）不要使哑铃（或重物）的高度超过肩关节；

（2）避免颈部肌肉紧张。

（4）在可控状态下慢慢抬起哑铃或其他重物；

（5）手握物体的重量可以选择能够完成 8～12 次重复动作的重量。

增加难度

如果能否保持在正确的姿势下完成 12 次重复动作，可以适当提高哑铃或重物的重量。

5. 墙式俯卧撑

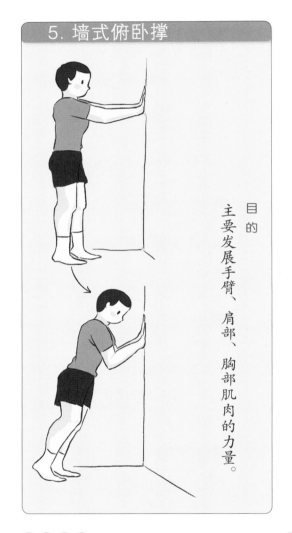

目的
主要发展手臂、肩部、胸部肌肉的力量。

动 作 要 点

（1）面向墙壁一臂距离站立，双脚与肩同宽；

（2）身体前倾，肘关节伸直，双手手掌支撑于墙上，与两肩同宽；

（3）始终保持身体成一直线，缓慢屈肘、后伸肩关节，身体向墙面靠近，至最大幅度时维持1～2 s，然后，伸肘屈肩回到起始位置；

（4）8～12次/组，2～3组，组间休息1～2 min。

温 馨 提 示

（1）身体重量应由手臂撑起，不要试图用腹部肌肉或者下肢肌肉将身体推离墙体；

（2）弯曲肘关节时吸气，返回伸展姿态时呼气。

增 加 难 度

（1）脚离墙面再远一点。一旦力量增加，可过渡到在地面上做膝式俯卧撑；

（2）增加重复的次数或组数。

安 全 注 意 事 项

（1）避免双臂伸展过度，或者锁住肘部；

（2）避免在湿滑的表面上做；

（3）穿耐磨防滑的鞋子。

6. 屈肘

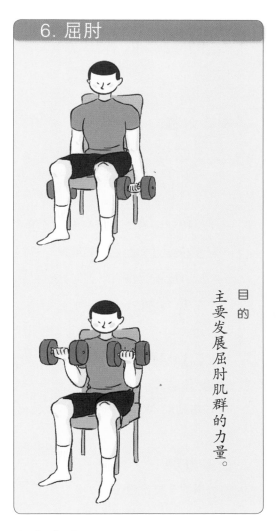

目的
主要发展屈肘肌群的力量。

动 作 要 点

（1）直立站立（也可以坐在一个固定的无扶手的椅子上），双脚与肩同宽，手臂自然放在身体两侧；

（2）双手各握一个哑铃（或矿泉水瓶等重物）、肩关节内收，贴近身体两侧、两手掌心向上；

（3）缓慢屈曲肘关节，使手掌向上尽量靠近肩关节，停顿 1～2 s 后缓慢回到起始位置；

（4）8～12 次 / 组，2～3 组，组间休息 1～2 min。

温 馨 提 示

（1）使胳膊靠向身体；

（2）屈肘时呼气，伸展肘关节时吸气；

（3）手握物体的重量可以选择能够完成 8～12 次重复动作的重量。

增 加 难 度

（1）增加哑铃或其他重物的重量；

（2）增加重复的次数或组数。

安 全 注 意 事 项

（1）只有肘关节屈曲，手腕不要弯曲；

（2）也可以用有手柄的弹力带代替哑铃，将弹力带的一端绕在脚上，然后再将脚平放在地面上进行屈肘训练。

提高腰腹部力量

提高腰腹部力量，可提高日常生活坐起的能力，增加平衡能力，减少跌倒的概率。

1. 坐位仰卧起坐

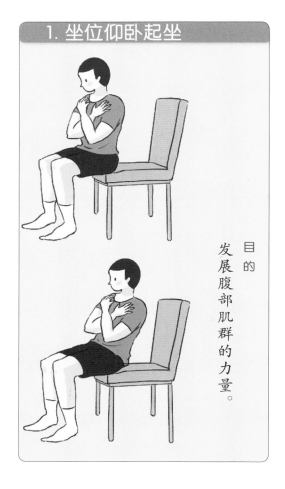

目的
发展腹部肌群的力量。

动 作 要 点

（1）坐在椅子的前缘，椅子需稳固没有扶手，将身体后倾靠在椅背上，双手交叉放在胸前；

（2）保持坐姿不动，躯干从后倾缓慢前倾至完全直立姿势维持 1～2 s 后，躯干缓慢恢复到起始位置；

（3）在保持姿态可控的前提下，15～20 次／组，1～3 组，组间休息 1～2 min。

温 馨 提 示

向前移动时呼气，返回起始位置时吸气。

增 加 难 度

（1）增加重复次数；

（2）更加缓慢地重复上述运动；

（3）将双手放在头后方。

安 全 注 意 事 项

（1）如果有腰痛症状，不能进行这项运动；

（2）确保椅子结实稳固。

2. 俯卧两头起

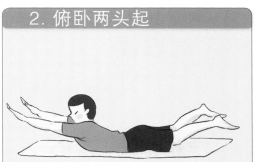

目的
发展下背部、臀肌的力量。

动 作 要 点

（1）趴在垫子上，两臂向头部方向伸直，双腿伸直；

（2）缓慢同时将腿、手臂、上体抬离地面至最大幅度并维持 1～2 s；然后慢慢返回至起始姿势；

（3）10～15 次 / 组，1～3 组，组间休息 1～2 min。

温 馨 提 示

（1）动作缓慢，持续用力，动作可控；

（2）头部保持中立位固定不动。

增 加 难 度

增加重复次数或组数。

安 全 注 意 事 项

如果有腰痛症状，不能进行这项运动。

第 五 节

肌少症防治椅子健身操

　　肌少症是与增龄相关的进行性骨骼肌量减少、伴有肌肉力量和（或）身体功能降低的一种疾病。常见于老年人、体力活动缺乏者、慢性病患者及各种恶性肿瘤患者，与衰弱、跌倒、失能、生活质量下降、死亡等不良结局风险增加密切相关。上海体育科学研究所和复旦大学附属华东医院合作，从安全性、综合性、功能性、简单易学角度出发，编排了一个适合肌少症患者日常力量锻炼的椅子健身操，通过规律科学的体育锻炼，可有效防治肌少症的发生。

1. 坐姿上举

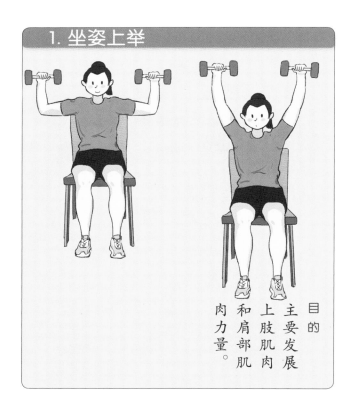

目的主要发展上肢肌肉和肩部肌肉力量。

动作要点

（1）双脚与肩同宽坐于椅上；

（2）肘屈曲至约90°，成侧平举姿势；

（3）向上伸肘关节至手臂伸直；

（4）向下还原至起始姿势；

（5）重复6～12次。

温馨提示

（1）下放还原时吸气，伸直时呼气；

（2）眼睛平视前方的垂直目标（如墙角、门框）；

（3）可使肘关节不完全伸直，降低难度。

增加难度

（1）双手持重物；

（2）增加重复的次数或组数。

安全注意事项

（1）确保椅子结实稳固，椅背靠墙；

（2）练习不能过度，练习过程中不应感到疼痛；

（3）不要弯腰弓背，不要耸肩。

2. 坐姿仰卧起坐

目的
主要发展躯干核心肌肉力量。

动作要点

（1）双脚与肩同宽坐于椅子前半部；

（2）双手交叉于胸前，身体略后倾轻触椅背；

（3）躯干从后倾缓慢前倾至完全直立姿势；

（4）还原至起始姿势；

（5）重复 6～12 次。

温馨提示

（1）上体前屈移动时呼气，后伸还原时吸气；

（2）可通过减小上体屈伸活动幅度，降低难度。

增加难度

（1）双手交叉放于胸前时抱着重物；

（2）增加重复的次数或组数。

安全注意事项

（1）确保椅子结实稳固，椅背靠墙；

（2）练习不能过度，练习过程中不应感到疼痛。

3. 坐姿蹬腿

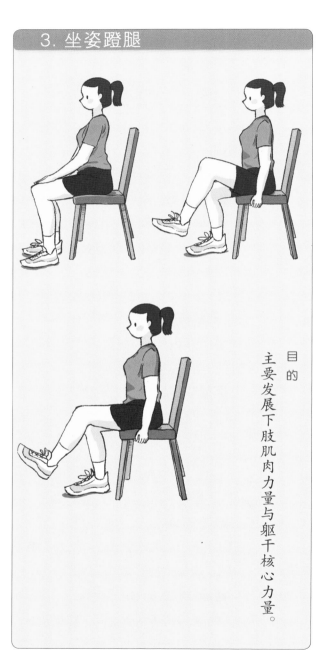

目的

主要发展下肢肌肉力量与躯干核心力量。

动 作 要 点

（1）双脚与肩同宽坐于椅上；

（2）一侧脚勾脚尖，自然上抬；

（3）向前下方伸膝蹬腿；

（4）还原至抬起姿势；

（5）重复6～12次，两脚交替进行。

温 馨 提 示

（1）抬起腿向前下方蹬腿伸直时呼气，还原时吸气；

（2）可手扶大腿或椅子扶手，降低难度。

增 加 难 度

（1）使用弹力带增加负荷；

（2）增加重复的次数或组数。

安 全 注 意 事 项

（1）确保椅子结实稳固，椅背靠墙；

（2）练习不能过度，练习过程中不应感到疼痛。

4. 坐姿提拉

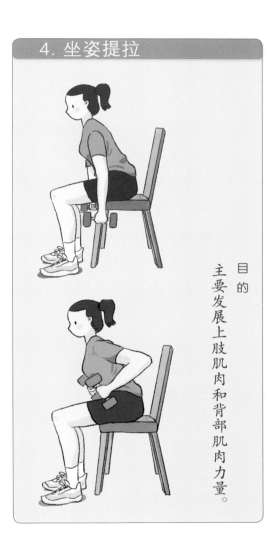

目的
主要发展上肢肌肉和背部肌肉力量。

动作要点

（1）双脚与肩同宽坐于椅上；

（2）躯干伸直，前倾约30°；

（3）向上屈肘伸肩至最大幅度；

（4）向下还原至初始手臂伸直姿势；

（5）重复6～12次。

温馨提示

下放还原时吸气，向上提拉时呼气。

增加难度

（1）手持重物；

（2）使用弹力带；

（3）增加重复的次数或组数。

安全注意事项

（1）确保椅子结实稳固，椅背靠墙；

（2）练习不能过度，练习过程中不应
　　感到疼痛。

（3）不要弯腰弓背。

5. 坐姿侧屈

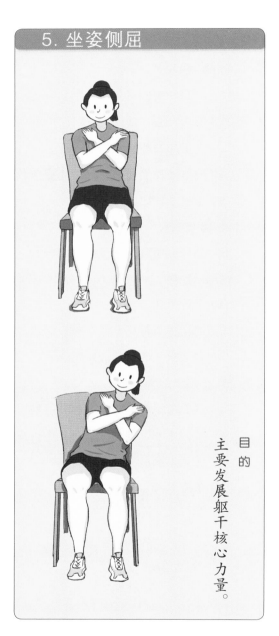

目的
主要发展躯干核心力量。

动 作 要 点

（1）双脚与肩同宽坐于椅上；

（2）躯干正直，双手交叉放于脑后；

（3）躯干向一侧侧屈；

（4）还原至起始姿势；

（5）两侧交替进行，重复 6～12 次。

温 馨 提 示

（1）侧屈时呼气，还原时吸气；

（2）眼睛平视前方的垂直目标（如墙角、门框）；

（3）可通过减少躯干侧曲程度，降低难度。

增 加 难 度

（1）将双手放置身体两侧，侧屈方向的对侧手持重物；

（2）增加重复的次数或组数。

安 全 注 意 事 项

（1）确保椅子结实稳固，椅背靠墙；

（2）练习不能过度，练习过程中不应感到疼痛；

（3）不要弯腰弓背。

6. 坐站练习

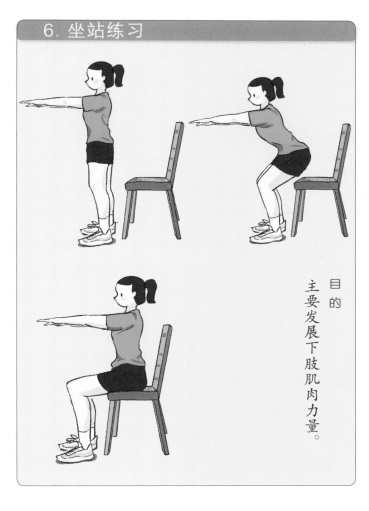

目的
主要发展下肢肌肉力量。

动作要点

（1）双脚与肩同宽，站于椅前；

（2）双臂前平举，缓慢屈髋屈膝下蹲；

（3）接近椅子时稍作停顿并将身体重心落在椅子；

（4）全脚掌使劲向下用力，还原至起始姿势；

（5）重复6～12次。

温馨提示

（1）蹲下还原时吸气，站起时呼气；

（2）眼睛平视前方的垂直目标（如墙角、门框）；

（3）可手扶大腿起立或只进行半蹲，降低难度。

增加难度

（1）在进行下一次站立之前，不要完全坐在椅子上；

（2）手持重物；

（3）增加重复的次数或组数。

安全注意事项

（1）确保椅子结实稳固，椅背靠墙；

（2）练习不能过度，练习过程中不应感到疼痛。

小 贴 士

1. 保持每日进行适当的运动，只要动起来都对身体有益，许多运动方式都可以提高你的健康水平和独立生活的能力，并且许多运动方法都可以加入你的日常生活中。

2. 运动时选择合适的鞋：鞋底平整、防滑的鞋子，有足够的空间让你的脚趾伸展等。如果运动后脚感到疲劳或者小腿、膝盖、臀部感到疼痛可能是由于穿的鞋不合适。

3. 运动时穿舒适、大小适宜的衣服，可以让你自由移动，但又不容易被其他物体勾住。

4. 运动需遵循循序渐进的原则，从低强度的运动慢慢开始，当感到做这些运动非常轻松时，需要适当增加时间、强度（重量或速度）、次数、组数或难度。

5. 运动前最好进行一些低强度的热身及拉伸，提高关节活动度和心血管适应性，预防运动诱发的心脏不良事件和运动性损伤；运动后做一些整理放松活动，有利于运动系统的血液缓慢回到心脏，避免心脏负荷突然变化导致的不适症状。

6. 出现下列情况之一应立即停止运动：（1）运动中当感到胸部、颈部、肩膀或手臂疼痛或压迫感；（2）感到头晕或胃部不适；（3）冒冷汗；（4）肌肉痉挛；（5）关节、脚、踝部或腿感动剧烈疼痛。

7. 如果能跟朋友或邻居一起锻炼，更容易坚持并获得乐趣。

篇六

生「肌」盎然

养肌食谱大集

第 一 节
鱼虾类

枸杞芡实鱼丁

菜品特色

清淡糯软，口感鲜美。

第一节
鱼 虾 类

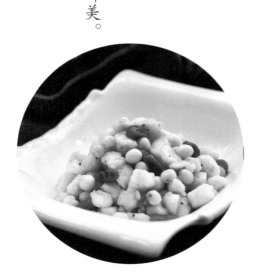

原料（2人份）

主料

龙利鱼 150 g，新鲜芡实 50 g，干枸杞子 3 g

调料

葱、姜、蒜末、盐各适量，淀粉 3 g，油 10 g

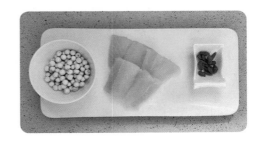

做法

1.龙利鱼自然解冻，沥干水分，用厨房纸吸去多余的水分，切成小方块（不要切得太小，以免在爆炒时鱼肉松散），芡实焯水至熟后捞出备用，枸杞子洗净，温水浸泡备用。

2. 锅中加入适量色拉油，七成热后，鱼肉丁入锅过一下油即捞出。

3. 锅中留少许油，放入葱、姜、蒜末爆香，加芡实翻炒 2 min。

4. 放入龙利鱼丁炒均，勾玻璃芡，加盐调味即可出锅，撒上枸杞子。

营养评价

龙利鱼为优质海洋鱼类，味道鲜美，出肉率高，口感爽滑，鱼肉久煮而不老。每 100 g 龙利鱼含蛋白质 17.7 g。其含有的不饱和脂肪酸具有抗动脉粥样硬化的作用，对心脑血管疾病的防治和增强记忆颇有益处。

芡实，俗称鸡头米。素有"水中人参"的美誉，每 100 g 干芡实含有蛋白质约 8.3 g（每 100 g 新鲜芡实含有蛋白质约 4.4 g），主要成分碳水化合物的含量为79.6 g，可为人体提供能量。

古书上记载，它有"婴儿食之不老，老人食之延年"的说法。中医认为芡实具有益肾固精、补脾止泻、祛湿止带的功效。

枸杞子富含枸杞多糖，具有调节血脂、降血糖、降血压的功效，有助于增强人体免疫力，提高抗病能力，有一定的抗癌作用。中医认为枸杞子具有滋肾、润肺、补肝、明目的功效。

适宜人群

一般人群皆宜食用，尤其适合老年人、营养不良者。

营养素成分表（1 人份）			
能量（kcal）	204.61	蛋白质（g）	17.44
脂肪（g）	9.8	碳水化合物（g）	11.93

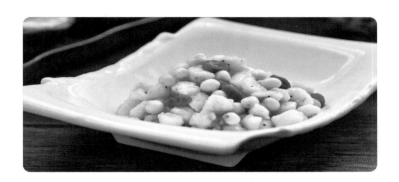

荠菜蘑菇鱼丸汤

菜品特色

汤汁清澈，质地软嫩，味道鲜美。

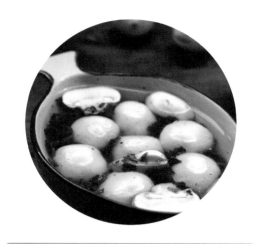

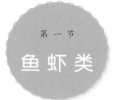

第一节

鱼虾类

主料

鱼丸约 200 g（草鱼肉 200 g、1/2 个蛋清 12 g、葱姜水适量），荠菜 30 g，蘑菇 50 g

调料

生姜、葱、盐、胡椒粉各适量，生粉 3 g，食用油 8 g

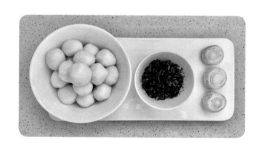

做法

1. 草鱼片下鱼肉，切成小块，生姜切薄片放入鱼片中腌渍 10 min。

2. 将草鱼肉用刀背锤成鱼茸，放入碗中，加盐后顺一个方向搅拌上劲，再分次加入鸡蛋清、生粉、葱姜水拌均匀成鱼丸胶。（此操作步骤可用粉碎机替代）

小 贴 士

1. 鱼丸是以鱼肉糜为主要原料加工制成的高蛋白质营养食品，除草鱼外，刺少肉厚的马鲛鱼、鳜鱼、青鱼、鲜黄鱼、鳗鱼等都可以做鱼丸。鱼丸一次可多做一些，分装速冻，随吃随取。

2. 买不到新鲜荠菜的季节，可用速冻荠菜馅代替，也可与其他蔬菜搭配。

3. 锅中冷水烧开后关火，保持汤水 80 ℃ 左右，双手配合取鱼胶挤成丸状，入锅，小火微沸至鱼丸发白浮起，捞出放入凉盐水中冷却备用。

4. 蘑菇洗净去蒂切片焯水冲凉待用；荠菜洗净焯水冲凉，挤干水分，切成 5 cm 段待用；生姜切片待用。

5. 锅中倒入食用油，放少许葱花姜末爆香，加适量清水煮开。

6. 放入鱼丸煮开后，放入荠菜段和香菇片，待汤沸腾，加盐调味，出锅后撒上胡椒粉。

葱姜水的预制

原料

大葱白或小葱 50 g，生姜片 50 g，清水 200 mL。

做法

1. 用刀背拍扁小葱，再切段；生姜切片后再切细丝。

2. 把切好的葱和姜放入碗中，倒入清水浸泡 20 min 以上，用漏勺过滤浸汁水。

3. 用手把葱姜中的余汁使劲挤出，和过滤的汁水混合即可。

营养评价

草鱼，别名有鲩鱼、草鲩、白鲩等，它和鲢、鳙、青鱼一起，构成了中国淡水鱼类的"四大家鱼"。每 100 g 草鱼含蛋白质 16.6 g。草鱼含有丰富的不饱和脂肪酸，能软化血管、促进血液循环，对心血管疾病有一定的预防作用。

自制鱼丸不但口感细腻，质地软嫩，味道鲜美，且因不添加生粉等成分，确保蛋白质含量和品质。而且处理成茸状的鱼泥纤维长度极短，更容易被人体吸收和利用；烹制时间短，营养素破坏和损失得少。

荠菜，为野菜中味道最鲜美的绿叶蔬菜，有很高的药用价值。荠菜含丰富的维生素 C 和胡萝卜素，有助于增强机体免疫功能；荠菜含有大量的粗纤维，食用后可增强肠蠕动，促进排泄。

适宜人群

一般人群皆宜食用，尤其适合咀嚼功能低下的高龄老人，营养不良、便秘患者。

营养素成分表（1人份）			
能量（kcal）	166.42	蛋白质（g）	18.35
脂肪（g）	9.29	碳水化合物（g）	3.04

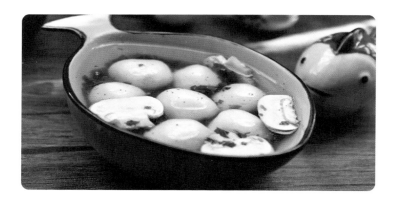

白果凤尾虾

菜品特色

色泽明亮，肉质细嫩。

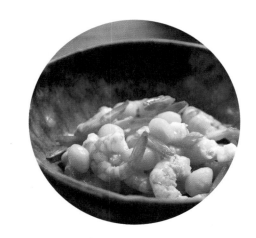

第一节
鱼虾类

原料（2 人份）

主料

基围虾 250 g，白果 30 g

调料

生姜、葱、料酒、盐各适量，食用油 10 g，蛋清 10 g，淀粉 3 g

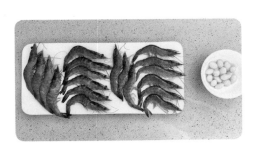

做法

1. 将虾去头剥壳，留下最后一节壳和虾尾。开背后挑去虾线，用清水洗净，沥干水分后，加少许盐、蛋清、干淀粉，拌匀上浆待用。

2. 白果洗净焯水煮熟，葱姜切末备用。

> ### 小 贴 士
>
> 　　1. 基围虾剥壳去虾线比较麻烦，可请菜场代加工，或用冰冻大虾仁替代。
>
> 　　2. 新鲜白果的选择以外壳光滑、洁白、无霉斑为最佳。也可直接购买白果仁。
>
> 　　3. 白果中内含氢氰酸，毒性很强，不可生食，遇热后毒性减小，但熟食也不宜过多。烹饪使用时，应去种皮、胚芽，浸泡半天以上，煮熟透后方可食用。熟食单次一般以15～20粒为宜。

3. 炒锅倒入适量油，入葱、姜末爆香，放入虾仁滑油至熟（小火为宜），捞出沥油。

4. 炒锅中留少许油，放入适量汤水、盐，倒入虾仁、白果翻炒均匀，出锅。

营养评价

每100 g基围虾中含蛋白质18.2 g。

基围虾营养丰富，其肉质松软、易消化，对身体虚弱以及病后需要调养的人是极好的食物。虾中含有丰富的镁，能很好地保护心血管系统，它可减少血液中胆固醇含量，防止动脉硬化，同时还能扩张冠状动脉，有利于预防高血压、冠心病等。

白果，学名银杏果。白果是营养丰富的传统滋补食品，具有很高的食用和药用价值。每100 g新鲜白果含有蛋白质13.2 g。现代研究发现，白果含有的银杏酸、白果酚、五碳多糖、脂固醇等成分，具有扩张微血管、促进血液循环、改善大脑功能、延缓老年人大脑衰老、增强记忆力等作用。中医认为白果具有益肺气、治咳喘、止带浊、缩小便等功效。

适宜人群

一般人群皆宜食用，尤其适合脑血栓、高血压、冠心病、慢性支气管炎、哮喘、阿尔茨海默病等患者。肌少症和身体虚弱者经常食用有助于提高机体的免疫力。

营养素成分表（1人份）			
能量（kcal）	145.38	蛋白质（g）	14.52
脂肪（g）	6.25	碳水化合物（g）	7.7

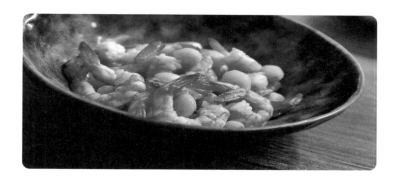

糟溜黑鱼片

菜品特色

肉质滑嫩，糟香四溢，鲜中带甜，点缀木耳，好看又好吃。

第一节

鱼虾类

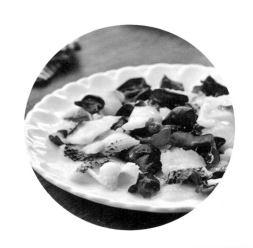

原料（2人份）

主料

黑鱼片 150 g，水发黑木耳 50 g

调料

姜、盐、酒、胡椒粉各适量，鸡蛋清 25 g，生粉 3 g，香糟卤 20 g，糖 5 g，油 15 g

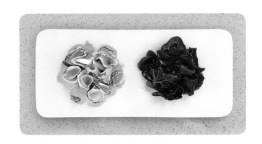

做法

1. 新鲜黑鱼宰杀后去头、剔骨，取鱼肉切成薄片（可由菜场代加工）；木耳泡软后撕小块焯水，捞出待用；生姜磨泥，葱切葱花，调水淀粉。

2. 用淡盐水反复抓洗鱼片至清爽没有黏液，沥干。用料酒、盐、胡椒粉、蛋清腌

> ### 小 贴 士
>
> 1. 黑鱼出肉率高，肉厚色白、红肌较少，无肌间刺，味鲜，通常用来做鱼片，以冬季食用为最佳。
> 2. 香糟是指用香糟曲加绍兴老酒、桂花卤等泡制酿造而成的香糟卤，糟卤汁要在勾芡前倒入，以保证菜品浓郁的香糟味。

渍约 10 min 后，拌上干淀粉备用。

3. 鱼片用大火汆水，至鱼片变色后捞出。

4. 锅里放油，葱姜炒香，放入木耳煸炒至软，加适量水，加盐、白糖调味。

5. 放入鱼片、糟卤，晃动锅至调料、食料均匀。

6. 勾芡、大火收汁，出锅。

营养评价

黑鱼是乌鳢的俗称，味道鲜美，营养丰富，黑鱼肉中含较多优质蛋白、不饱和脂肪酸、多种氨基酸等，还含有人体必需的钙、磷、铁及多种维生素。每 100 g 黑鱼含有蛋白质 18.5 g，高于鳜、草、鲢、鳙等淡水鱼的蛋白质含量。

黑鱼作为一种传统的营养滋补食品，已经有两千多年的食用历史。传统中医学认为黑鱼有去瘀生新、滋补调养、生肌补血、促进伤口愈合的作用。

木耳被誉为"素中之荤"，每 100 g 黑木耳中含铁 185 mg，经常食用可防治缺铁性贫血；木耳可减少血小板凝块，预防血栓的发生；还能够促进胃肠蠕动，促进肠道废物的排泄、减少食物中脂肪的吸收。所以，老年人特别是有便秘习惯的老年人，坚持食用糟溜黑鱼片，对预防多种老年疾病、防癌、延缓衰老都有良好的效果。

胡萝卜含有丰富的叶酸，而叶酸在预防癌症方面的作用非常明显，吃胡萝卜补充叶酸有很好的预防癌症发生的作用。胡萝卜含有丰富的维生素 A，对于干眼症、夜盲症、视疲劳的人，适当吃胡萝卜有很好的明目、缓解视疲劳的作用。胡萝卜含有的槲皮素、山柰酚，能够有效增加冠状动脉的血流量，有一定的降压强心作用。

适宜人群

一般人群皆宜食用，尤其适合习惯性便秘的老年人，肌少症、营养不良、低蛋白血症、贫血患者，术后康复者。

营养素成分表（1人份）			
能量（kcal）	158.93	蛋白质（g）	15.66
脂肪（g）	8.46	碳水化合物（g）	5.66

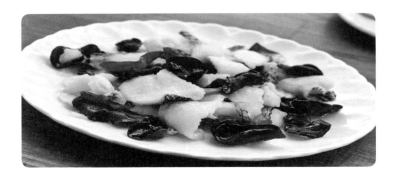

干煎带鱼

菜品特色

外酥里嫩，鱼肉鲜香。

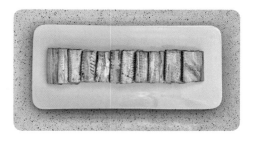

原料（2人份）

主料

带鱼中段 300 g

调料

葱、姜、盐、酒各适量，油 100 g（按吸油量 10% 计算，实际用油量 10 g）

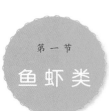

第一节

鱼虾类

做法

1. 带鱼去内脏剪掉头、尾部，洗净后切成 5 cm 长的段，放入容器中，加入葱段、姜片、盐、料酒、少许胡椒粉翻匀后腌 30 min 以上。

2. 将腌好的带鱼用厨房纸轻轻拭干表面水分备用。

3. 平底锅加热，倒入食用油，待油温六成热时，逐段放入带鱼，中小火慢慢煎至

> **小 贴 士**
>
> 1. 挑选带鱼时不要选太大的，鱼肉太厚，不容易煎酥。
> 2. 带鱼表面的干淀粉不要抹太厚，先将带鱼蘸在淀粉里，然后取出擦掉多余的淀粉，留下薄薄一层即可。
> 3. 带鱼肉质很嫩，煎的时候不要多翻动，一定要等到底部变硬、变黄时再翻面，以免鱼皮破裂，鱼肉变碎。

一面呈金黄色后再翻面煎，至两面金黄色，小心取出，放在垫有厨房吸油纸的盘子里，吸掉带鱼表面上的油，即可食用。

营养评价

带鱼肉厚刺少，味道鲜美，营养丰富。每 100 g 带鱼含蛋白质 18.4 g，所含蛋白质为优质蛋白，比畜禽肉容易吸收，是肌少症患者理想的营养食品。经常食用带鱼有助于增强机体免疫力和抗病毒能力。

带鱼的不饱和脂肪酸含量丰富，而且脂肪酸碳链又较长，它能够促进胆固醇分解，降低血液中低密度胆固醇和三酰甘油浓度，防止肝脏和血管壁脂质沉积，同时还能抑制血小板凝集，降低血栓的发生率。此外，带鱼银磷中的卵磷脂对降血脂和胆固醇也有显著作用。因此，经常食用带鱼可以预防冠心病、动脉粥样硬化等心脑血管疾病的发生。

带鱼含有的卵磷脂是构成神经组织的主要成分，它能够舒缓神经，消除大脑疲劳，提高记忆力。卵磷脂还能修复受损脑细胞，延缓大脑衰老，预防阿尔茨海默病。

适宜人群

一般人群皆宜食用，尤其适合高脂血症、冠心病、动脉粥样硬化等心脑血管疾病人群。

营养素成分表（1人份）			
能量（kcal）	189.76	蛋白质（g）	20.19
脂肪（g）	10.58	碳水化合物（g）	3.53

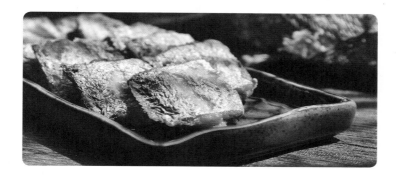

清蒸笋壳鱼

菜品特色

肉质鲜嫩，口感细腻爽滑。

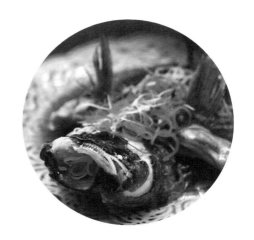

第一节

鱼虾类

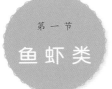

原料（2人份）

主料

笋壳鱼 500 g

调料

姜、葱、黄酒、盐各适量，油 5 g，蒸鱼豉油（或日式酱油）10 g

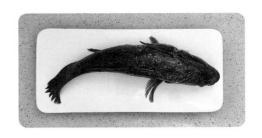

做法

1. 鱼去鳞、去内脏洗净，用厨房纸拭干鱼表面水分，用刀在鱼体两面分别斜切 1～2 个深口，装入盘中；葱一半切丝一半切段，姜一半切片一半切丝。

2. 取蒸鱼盘，姜片、葱段铺盘底，鱼摆在葱姜上面，鱼上面撒少许盐，倒一点黄酒。

3. 蒸锅水烧开后，鱼盘放入锅中蒸 7～8 min。

> ## 小　贴　士
>
> 　　笋壳鱼可与植物蛋白质含量高的豆制品一起烹饪，如豆腐滚笋壳鱼、黄豆煲笋壳鱼等。不仅味道鲜美，而且两种不同来源的蛋白质组合，有很好的互补作用。

4.端出鱼盘，快速取出葱姜，并将盘中汁水倒去，淋上蒸鱼豉油，撒上姜丝、葱丝，烧热油浇在鱼体上即可。

营养评价

　　笋壳鱼是"营养密集型"食品，它只有一根主骨而没有小刺，最适合老年人食用。蛋白质含量高，每 100 g 笋壳鱼的蛋白质含量为 17.8 g。它含有的多种氨基酸容易被人体吸收和利用。笋壳鱼含有的不饱和脂肪酸，能软化血管促进血液循环，提高心脏功能。此外，笋壳鱼还富含磷、钙、镁、铁、维生素 D 等营养成分和 EPA 以及 DHA 等物质，其中钙和磷能促进人体对钙的吸收与利用，强筋壮骨，提高骨髓健康水平；镁元素对心血管系统有很好的保护作用，有利于预防高血压、心肌梗死等心血管疾病：EPA、DHA 等物质则能直接作用于人的大脑，提高脑细胞活性，增强记忆力，经常食用对阿尔茨海默病有一定的预防作用。

　　笋壳鱼原产于东南亚及澳洲，味甘性平，肉质细嫩，味道鲜美，富含优质蛋白质，能很好满足人体蛋白质的需求，适合长期食用。

适宜人群

　　一般人群皆宜食用，尤其适合肌少症、老年人骨质疏松、骨折后康复、高血脂、冠心病、动脉粥样硬化等疾病人群食用。

营养素成分表（1人份）			
能量（kcal）	150.16	蛋白质（g）	27.06
脂肪（g）	4.6	碳水化合物（g）	0

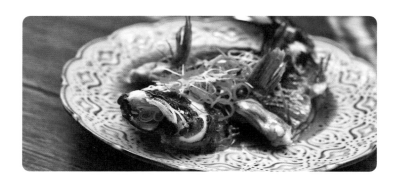

冰糖红枣炖甲鱼

菜品特色

色泽黄亮，绵糯润口，滋味鲜美，风味别具。

第一节
鱼虾类

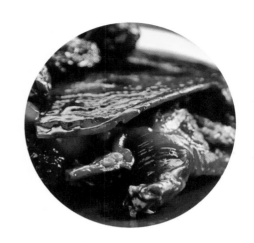

原料（2 人份）

主料

甲鱼（一只）约 500 g

配料

冰糖 50 g，红枣 40 g（约 12 粒）

调料

生姜、葱、料酒、老油、生抽、胡椒粉各适量，食用油 20 g

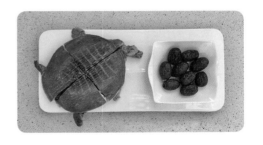

做法

1. 甲鱼杀好洗净，带壳斩成块。此步骤操作难度大，让菜场摊主代为加工。关键是甲鱼表面一层老皮要用开水烫掉，去除腥气。另外，甲鱼内脏中黄色的油脂也要去干净。

小 贴 士

1. 甲鱼肚子里靠近腿的部位,有黄色的脂肪,俗称黄油,腥气最重,必须清理干净。

2. 甲鱼四周下垂的柔软部分,称为"鳖裙",其味道鲜美无比,别具一格,是甲鱼周身最鲜、最嫩、最好吃的部分。

2. 锅里加水、姜 2 片,烧开。入甲鱼块焯烫一下拔去血水,捞起,再用冷水洗净。

3. 热锅放油,入葱姜蒜煸炒后放入甲鱼块,再加料酒、清水(没过甲鱼)烧开后加盖小火焖炖 30 min。

4. 加红枣、老抽、生抽、冰糖,继续加盖焖炖 30 min 左右。

5. 焖炖至甲鱼肉和鳖裙软糯,适量盐、胡椒粉调味,开大火收汁,关火。

营养评价

冰糖甲鱼,又名"独占鳌头",是宁波菜里最有名气的一道菜。

甲鱼,又称鳖、水鱼、王八等。甲鱼的营养丰富,含蛋白质、脂肪、维生素和矿物质等多种营养成分。每 100 g 甲鱼的蛋白质含量为 17.2 g。现代研究发现,甲鱼肉及其提取物能有效地预防和抑制肝癌、胃癌、急性淋巴性白血病,并用于防治因放疗、化疗引起的虚弱、贫血、白细胞减少等症。经常食用甲鱼能提高人体的免疫功能。

中医认为甲鱼具有滋阴凉血、补益调中、补肾健骨、散结消痞等作用。古代常用甲鱼治疗虚劳、遗精、痞块等病;现代常作为肺结核、肝脾肿大和癌症病人的辅助治疗食品。

红枣作为滋补佳品,素有"日食三枣,长生不老"之说。红枣含有丰富的人体必需的多种维生素和 18 种氨基酸、矿物质,其中维生素 C 的含量为葡萄、苹果的 70~80 倍,芦丁的含量也很高,这两种维生素对防癌和预防高血压、高血脂都有一定作用。

中医认为红枣有补中益气、养血安神、缓和药性的功能。红枣与甲鱼同炖,既能加强补益的功效,又能减轻甲鱼的寒性,保护脾胃的消化功能。

适宜人群

适宜肌少症、体质衰弱、营养不良、肺结核、肝硬化腹水、便秘、癌症患者及放疗化疗后、低蛋白血症等患者食用。

营养素成分表（1人份）			
能量（kcal）	408.05	蛋白质（g）	24.45
脂肪（g）	15.88	碳水化合物（g）	43.88

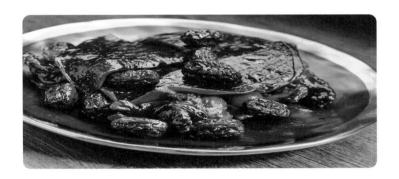

豆豉蒸河鳗

菜品特色

肉质紧实，咸鲜可口。

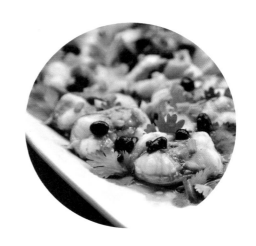

第一节

鱼虾类

原料（2人份）

主料

河鳗段 250 g，豆豉酱 15 g（原味）

调料

生姜、葱、蒜、料酒、盐、生抽、蚝油
各适量，食用油 5 g

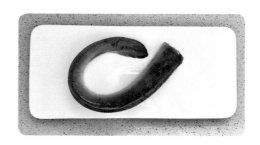

做法

1. 鳗鱼洗净，切成 1 cm 厚薄片平铺在蒸盘上。姜切丝，葱切葱花，大蒜切末。

2. 锅中放油，油热放入姜、大蒜爆香，放入豆豉酱煸炒，再加蚝油、生抽、少许
   清水，调成豆豉汁。

小 贴 士

1. 鳗鱼比较滑，不好切，请菜场帮忙切好。讲究美观者，不要把鳗鱼完全切断，盘在碟中，呈现"豉汁盘龙膳"。

2. 蒸的火候要适当，过火肉质硬。

3. 喜欢咸鲜辣口感的，可以选用香辣豆豉酱，或加咸菜、青红辣椒调味。

3. 将豆豉汁淋在鳗鱼段上面，锅中水烧开，上锅蒸 8～10 min，再焖 2 min，出锅。

4. 撒上葱花即可食用。

营养评价

每 100 g 的河鳗蛋白质含量为 18.6 g。

河鳗，又称白鳝、蛇鱼。河鳗含有丰富的优质蛋白质和各种人体必需的氨基酸。它所含的磷脂，为人体脑细胞不可缺少的营养素。鳗鱼肉的 DHA 及 EPA 含量远远高于其他的海鲜和肉类。河鳗富含维生素 A 和维生素 E，含量分别是普通鱼类的 60 倍和 9 倍。经常食用河鳗对于预防视力退化、保护肝脏、延缓衰老有很大益处。中医认为河鳗具有补虚扶正、祛湿杀虫、养血、抗结核等功效。

豆豉是我国传统的发酵豆制品，制作时以黑豆或黄豆为主要原料，经泡透蒸熟或煮熟以后利用毛霉、曲霉或者细菌蛋白酶分解大豆蛋白质，因此成品富含蛋白质、多种氨基酸、乳酸、磷、钙、镁和多种维生素。作为家常调味料，适合烹饪鱼肉时解腥调味。豆豉又是一味中药，中医认为豆豉有和胃、除烦、解腥毒、去寒热的功效。

适宜人群

一般成年人群均可食用。特别适合肌少症、久病、虚弱、贫血、营养不良、记忆力减退、视力下降、夜盲症、骨质疏松的老年人群食用。

营养素成分表（1人份）			
能量（kcal）	241.1	蛋白质（g）	20.79
脂肪（g）	15.44	碳水化合物（g）	4.8

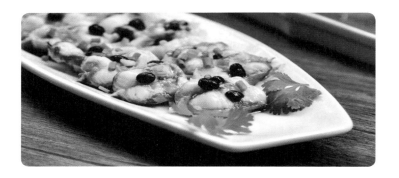

清炒鳝糊

菜品特色

卤汁紧裹鳝肉，鲜嫩滑软，味道香浓。

第一节

鱼虾类

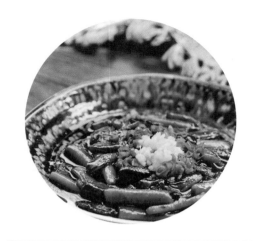

原料（2人份）

主料

烫鳝丝 150 g

调料

姜、大蒜、大葱、盐、胡椒粉、酱油、料酒、醋各适量，白砂糖 5 g，淀粉 2 g，植物油 10 g

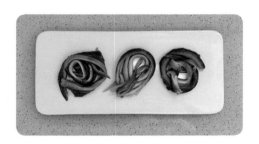

做法

1. 将鳝鱼净肉切成 6 cm 段；葱洗净，分别切段、切末；姜洗净，分别切片、切末；蒜剥去蒜衣，拍碎剁末。

> **小 贴 士**
>
> 活鳝加工有生剖、熟剖之分，炒鳝糊必须用熟鳝段入烹。

2. 锅中放清水烧开，放葱段、姜片、料酒，将鳝鱼段用开水汆一下，倒入漏勺控水。

3. 锅中放植物油烧热，加入葱末、姜末、蒜末（放一半），炒出香味，倒入汆好的鳝鱼，入料酒、酱油、白糖、鸡汤，再放入盐、胡椒粉调味，大火烧 5 min 左右。

4. 待汤汁浓稠，用水淀粉勾芡，出锅装入盘中，浇上麻油、撒上胡椒粉即成。

营养评价

每 100 g 鳝鱼的蛋白质含量为 18.0 g。

鳝鱼富含蛋白质、钙、磷、铁、烟酸等多种营养成分，其钙、铁含量在常见的淡水鱼类中居第一位，还含有多种人体必需氨基酸和对人体有益的不饱和脂肪酸，是一种高蛋白质低脂肪的食物。民间有"小暑黄鳝赛人参"之说。

鳝鱼身上有一种黏液，这种黏液是由黏蛋白和多糖类结合而成的，它不但能促进蛋白质的吸收和合成，还含有大量人体所需的氨基酸、维生素 A_1、维生素 B_1、维生素 B_2 和钙等营养成分。

鳝鱼不仅是席上佳肴，还具有一定的药用价值，其含丰富的维生素 A，有助于视力的改善。其味甘性温，归肝、脾、肾经，能补益气血、强筋健骨、祛风除湿。据《本草纲目》记载，黄鳝有补血、补气、消毒、除风湿等功效。

适宜人群

一般成年人群均可食用。特别适合肌少症、久病、虚弱、贫血、营养不良、记忆力减退、视力下降、夜盲症、糖尿病、骨质疏松的患者食用。

营养素成分表（1人份）			
能量（kcal）	125.21	蛋白质（g）	13.5
脂肪（g）	6.05	碳水化合物（g）	4.26

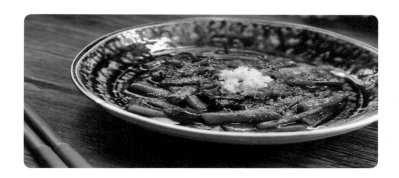

紫菜虾饼

菜品特色

味道鲜美，口感清香。

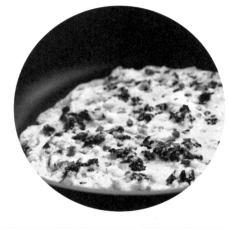

第 一 节

鱼虾类

原料（2人份）

主料

基围虾 250 g，鸡蛋 3 只（150 g），紫菜 5 g

调料

葱、姜、料酒、盐、生抽、胡椒粉各适量，淀粉 3 g，油 10 g

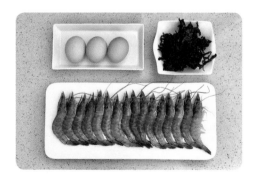

做法

1.活基围虾去头、挑去虾线、剥壳去尾。

小 贴 士

　　1. 剥虾仁的步骤有点难度，可请菜场代为加工。也可以用冷冻的大虾仁代替。
　　2. 对胆固醇限制者，可用鸡蛋白代替鸡蛋。

2. 将剥好的虾仁放在砧板上，用刀面碾压成粗虾茸，入碗中，加料酒、姜丝、盐、胡椒粉拌匀，腌制 5 min。

3. 在鸡蛋液中加入虾茸、紫菜末、葱花、生抽、淀粉、盐，充分拌匀。

4. 锅热加油，倒入虾饼浆，小火煎至定型，两面金黄即可。

营养评价

　　每 100 g 基围虾中含蛋白质 18.2 g。

　　基围虾营养丰富，其肉质松软，易消化，对身体虚弱以及病后需要调养的人是极好的食物。虾中含有丰富的镁，能很好地保护心血管系统，它可减少血液中胆固醇含量，防止动脉硬化，同时还能扩张冠状动脉，有利于预防高血压、冠心病等。

　　鸡蛋是人类最好的营养来源之一，鸡蛋中含有大量的维生素、矿物质及有高生物价值的蛋白质。一只鸡蛋的蛋白质含量约 7 g，每 100 g 鸡蛋含蛋白质 12.6 g，主要为卵白蛋白和卵球蛋白，其中含有人体必需的 8 种氨基酸，并与人体蛋白的组成极为近似，人体对鸡蛋蛋白质的吸收率可高达 98%。鸡蛋中还含有丰富的卵磷脂、固醇类以及钙、磷、铁、维生素 A、维生素 D 及 B 族维生素等，这些营养都是人体必不可少的，可修复人体组织、形成新的组织、消耗能量和参与复杂的新陈代谢过程等。对肌少症患者，每天应保证 2 只鸡蛋的摄入。中医认为鸡蛋有补阴益血、除烦安神、补脾和胃的功效。

　　紫菜有着很高的营养价值，含有多种人体必需的营养成分。每 100 g 紫菜含蛋白质 26.2 g，碘、钙、铁等微量元素的含量也很丰富，经常食用能增强记忆，治疗贫血，促进骨骼、牙齿的生长。紫菜所含的多糖具有增强细胞免疫和体液免疫功能，可促进淋巴细胞转化，提高机体的免疫力。中医认为紫菜具有化痰软坚、清热利尿的功效。

适宜人群

一般成年人群均可食用。特别适合肌少症、久病虚弱、贫血、营养不良、记忆力下降、骨质疏松症等患者食用。

营养素成分表（1人份）			
能量（kcal）	225.78	蛋白质（g）	23.10
脂肪（g）	11.81	碳水化合物（g）	7.36

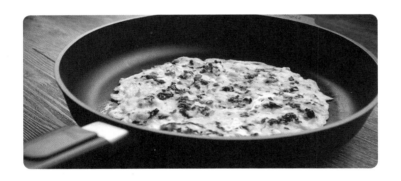

黄豆炖猪蹄

菜品特色

鲜美浓香，四季皆宜。

第 二 节

豆制品

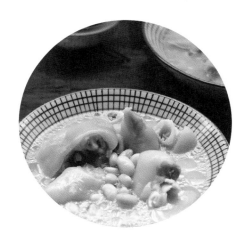

原料（2人份）

主料

猪蹄 500 g，干黄豆 40 g

调料

生姜、葱、料酒、盐各适量

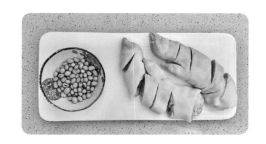

做法

1. 黄豆洗净，加水没过黄豆，浸泡过夜；小葱洗净打葱结，生姜切片；猪蹄洗净，

> **小 贴 士**
>
> 　　1. 猪蹄焯水的时间较长，水开后不加盖继续煮 5 min，去除腥味异味。
> 　　2. 黄豆与猪蹄同炖，可以增加营养，丰富口感。单纯的猪蹄汤比较腻，黄豆吸收了汤汁中的油脂成分，吃起来非常的糯软咸香。

　　斩成 5 cm 见方的块，冷水入锅焯至沸腾，捞出热水冲洗干净，沥水待用。

2. 锅内加水，放入葱结、姜片、料酒烧开，放入猪蹄、黄豆小火焖 1 h 至酥烂稠浓。

3. 挑去葱、姜，加盐调味即可。

营养评价

　　大豆，又称黄豆，是天然食物中含蛋白质最高的食品，被称为"植物肉"。每 100 g 大豆含有蛋白质 35.0 g。大豆不含胆固醇，且可以降低人体胆固醇水平。大豆中的脂肪多为不饱和脂肪酸，并含有丰富的亚麻油酸和磷脂，经常食用大豆及大豆制品，不仅能补充蛋白质，也能有效防治冠心病、高血压、动脉粥样硬化等心血管疾病。中医认为大豆有"长肌肤，益颜色，填精髓，增力气，补虚开胃"的功效。

　　猪蹄，又称元蹄。每 100 g 猪蹄含有蛋白质 22.6 g。猪蹄中所含有的胶原蛋白，是一种由生物大分子组成的胶类物质，是构成肌腱、韧带及结缔组织最主要的蛋白质成分。猪蹄中的胶原蛋白能有效改善机体生理功能和皮肤组织细胞的储水功能，延缓皮肤衰老。中医认为猪蹄具有补虚弱、填肾精、强腰膝、通乳等功能。

　　黄豆炖猪蹄，除含有丰富的蛋白质、脂肪外，还含骨胶原、骨黏蛋白、磷酸钙、镁、铁以及维生素 A、维生素 D、维生素 E、维生素 K 等多种营养成分，经常食用有提高免疫力、补钙强身、促进发育、美容养颜等功效。

适宜人群

　　一般人群皆宜食用。是老年人、妇女、失血者的食疗佳品。特别适合肌少症、骨质疏松、失眠、手术后及骨折恢复期间的老年人食用。

营养素成分表（1人份）			
能量（kcal）	461.8	蛋白质（g）	40.9
脂肪（g）	31.4	碳水化合物（g）	6.84

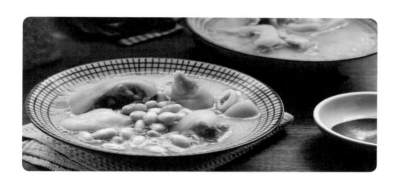

百叶包肉

菜品特色

百叶软嫩，肉馅鲜香多汁。

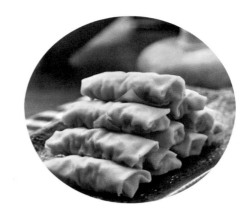

第二节

豆制品

原料（2人份）

主料

猪肉糜（肥瘦3：7）120 g，薄百叶 70 g

调料

生姜、葱、料酒、盐、生抽各适量，蛋清 25 g（成品 10 只）

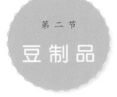

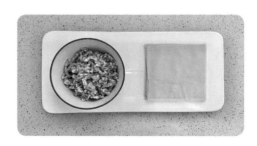

做法

1. 猪肉洗净，先切成片后切成丝，用井字方法剁，至肉小颗粒时，切入生姜末剁进肉馅中（此步骤可用粉碎机代替，或直接购买猪肉糜）；薄百叶用温水冲洗干净后用厨房纸吸干表面水分。

2. 剁好的肉末，加入料酒、盐、生抽调味，倒入蛋液用筷子顺一个方向搅打均匀，

> **小　贴　士**
>
> 　　1.百叶包肉不散开的方法：在百叶包收口的地方沾上鸡蛋液或一点肉糜黏住即可，或用香葱代替绳子绑住。
> 　　2.一次性可以多包一些，蒸熟后冷冻，随吃随取。

　　再拌入葱碎搅匀成肉馅，入冰箱静置冷藏 10 min。

3. 取一张百叶平铺在盘子上，放上肉馅。自下而上卷起百叶包住肉馅，将左右两边的百叶往中间对折后卷起，完成一个百叶包。

4. 将百叶包放在盘子上，隔水蒸 40 min 至熟。

营养评价

　　百叶包肉是江南地区的一道家常菜，制作简单，但滋味却是非常的鲜美。因猪肉纤维细软、结缔组织少而肌肉组织多，且肌肉组织中含较多脂肪，所以猪肉与豆制品配搭烹饪，可以让味道变得鲜美可口，刺激味蕾，提升食欲。

　　猪肉（肥瘦）：猪肉是餐桌上出现频率最高的肉类食品，根据不同的部位，每 100 g 猪肉的蛋白质含量 12～22 g。猪肉的蛋白质属优质蛋白质，含有人体全部必需氨基酸；猪肉中含有丰富的血红素（有机铁）和促进铁吸收的半胱氨酸，是人体血液中红细胞的生成和功能维持所必须的营养物质，经常食用能改善缺铁性贫血。中医认为猪肉有润肠胃、生津液、补肾气、解热毒的功效。

　　百叶，又称千浆皮子、豆腐皮、千张等。每 100 g 薄百叶中含有蛋白质 24.5 g。百叶中含有大量的卵磷脂，可预防心血管疾病，保护心脏；含有多种矿物质，可补充钙质，防止因缺钙引起的骨质疏松。

适宜人群

　　一般人都可食用。适宜肌少症、头晕、缺铁性贫血、便秘、营养不良、骨质疏松、骨折术后康复期食用。

营养素成分表（1人份）			
能量（kcal）	304.12	蛋白质（g）	19.05
脂肪（g）	24.17	碳水化合物（g）	2.94

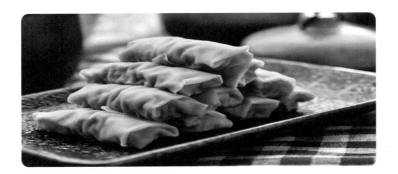

三鲜老豆腐

菜品特色

滑嫩多汁，口味咸鲜。

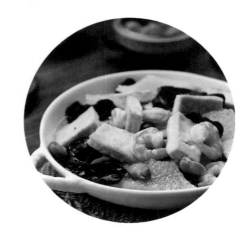

第二节

豆制品

原料（2人份）

主料

老豆腐 200 g，水发肉皮 50 g，虾仁 30 g，蚕豆瓣 30 g，水发黑木耳 20 g

调料

姜、葱、蒜、盐、胡椒粉、料酒各适量，生粉 2 g，油 15 g，鸡汤 200 mL

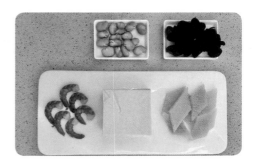

做法

1. 虾仁用盐、胡椒粉、料酒、生粉拌匀，腌制 10 min，快速焯水捞出。

2. 豆腐切成厚长方形块，将豆腐放入淡盐水中浸泡 10 min 左右，捞出控干水分。

> **小 贴 士**
>
> 1. 老豆腐用油煎至两面金黄，成型易食。
> 2. 用鸡汤煮，让汤汁浸到豆腐和肉皮里，更加入味。
> 3. 肉皮也可以用火腿代替。
> 4. 蚕豆为时令蔬菜，平时也可用毛豆或豌豆代替。

3. 小火将豆腐煎至两面金黄取出待用。

4. 水发木耳撕小朵焯水；水发肉皮温水浸泡，切片焯水。

5. 起油锅，爆香葱姜蒜，入猪皮、木耳煸炒，倒入鸡汤焖软。

6. 加入煎好的豆腐、虾仁，加盐调味，再焖 2～3 min 即可。

营养评价

老豆腐，又称北豆腐。老豆腐一般以盐卤（氯化镁）点制，其特点是硬度较大、韧性较强、含水量较低，口感有点"粗"，味略苦，但蛋白质含量高，每 100 g 老豆腐中含有蛋白质 8～10 g；其镁、钙的含量也更高一些，经常食用能帮助降低血压和血管紧张度，预防心血管疾病的发生，还有强健骨骼和牙齿的作用。中医认为豆腐具有益气和中、生津润燥、清热解毒的功效。

肉皮，又称猪皮，每 100 g 猪皮（干品）中含有蛋白质 27.4 g。肉皮蛋白质中的主要成分就是胶原蛋白，经常食用肉皮有延缓皮肤衰老的作用。中医认为肉皮有滋阴补虚、养血益气之功效。

蚕豆，是常用的食用豆类作物之一，其蛋白质含量丰富，且不含胆固醇。每 100 g 蚕豆（干品）中含有蛋白质 21.6 g。蚕豆中含有调节大脑和神经组织的重要成分钙、锌、锰、磷脂等，并含有丰富的胆碱，有增强记忆力的作用。蚕豆皮中的膳食纤维有降低胆固醇、促进肠蠕动的作用。中医认为蚕豆有补中益气、涩精实肠的功效。

搭配虾仁和木耳，一方面增加了蛋白质、镁、铁的摄入，对心血管有很好的保护作用；另一方面能够促进胃肠蠕动，促进肠道废物的排泄、减少食物中脂肪的吸收。

适宜人群

一般人都可食用。特别适宜于肌少症、营养不良、高血压、高脂血症、冠心病、食欲低下、便秘、肿瘤、骨质疏松及骨折术后康复期食用。

营养素成分表（1人份）			
能量（kcal）	278.48	蛋白质（g）	23.03
脂肪（g）	18.38	碳水化合物（g）	6.38

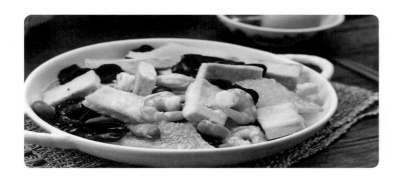

上海炒酱

菜品特色

味道浓郁，先咸后甜，口感软糯，拌饭拌面两相宜。

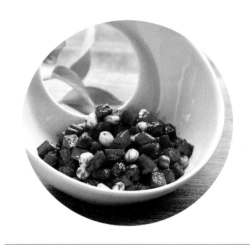

第二节

豆制品

原料（2人份）

主料

猪腿肉 100 g，豆腐干 70 g，去皮花生米 30 g，土豆 50 g，竹笋（去皮）30 g

调料

生姜、葱、料酒、生抽各适量，甜面酱 30 g，白糖 10 g，油 15 g

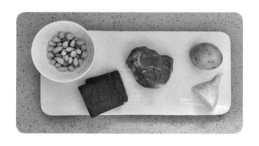

做法

1. 猪腿肉切成丁，用盐、料酒和少许淀粉抓匀放置 15 min。

2. 冬笋焯水 5 min，捞出切丁；豆干切丁快速焯水；土豆切丁焯水。

3. 锅中入油，放入去皮花生米，小火余熟，捞出滤油，放凉使其变脆。

小 贴 士

　　1. 竹笋是时令鲜菜，越新鲜越嫩。若不能即食，买回竹笋后在切面上先涂抹一些盐，再放入冰箱中冷藏，或者焯水后分装冷冻保存。
　　2. 喜欢吃辣的，可以用辣椒酱代替甜面酱。
　　3. 花生一定要去衣（皮），避免黏在喉咙引起呛咳。
　　4. 可根据喜好随意搭配其他蔬菜，如茭白、胡萝卜、香菇、毛豆等。

4. 热锅入油，加入姜葱煸炒出香味，入猪肉丁煸炒至颜色变白，依次加入笋丁、豆干、土豆丁继续煸炒至熟。

5. 调入甜面酱、白糖不断翻炒至酱汁起稠。

6. 加入凉透的熟花生米炒匀、关火出锅。

营养评价

　　上海炒酱既是上海人最爱的一道家常菜，更是一道集动物蛋白质、大豆蛋白质和坚果蛋白质于一菜的高蛋白质美食。

　　每 100 g 猪腿肉中含有蛋白质 17.9 g，每 100 g 豆腐干中含有蛋白质 17.0 g，每 100 g 花生米中含有蛋白质 24.8 g。

　　花生米又名落花生，民间称"长生果"，并且和黄豆一样被誉为"植物肉""素中之荤"。花生米中的蛋白质含有人体必需的八种氨基酸，其中精氨酸含量高于其他坚果，且不含胆固醇和反式脂肪酸，而富含植物固醇、白藜芦醇、异黄酮、抗氧化剂等物质。经常食用一定量的花生，有助于增强记忆，延缓大脑衰退，防治动脉硬化、高血压、冠心病、肿瘤等心血管疾病。中医认为花生具有扶正补虚、悦脾和胃、润肺化痰、滋养补气、清咽止痒的功效。

　　竹笋是竹的幼芽。春天破土而出的是"春笋"，夏秋时节收获的叫"夏笋"，冬季收藏在土中的便是"冬笋"。竹笋质嫩味鲜，清脆爽口，自古被当作"菜中珍品"。笋不仅能增加菜肴的鲜味以提升食欲，而且可促进肠蠕动，帮助食物消化，并有预防便秘和大肠癌的作用。中医认为笋具有清热化痰、益气和胃、治消渴、利水道等功效。

土豆，学名马铃薯，含有大量的淀粉，能为人体提供丰富的能量。土豆的营养成分丰富而齐全，尤其是维生素 C（抗坏血酸）的含量远远超过其他粮食作物。土豆中的淀粉颗粒极易被人体吸收利用，其吸收利用率几乎高达 100%。另外，每100 g 土豆含钾 502 mg，是少有的高钾食物，有助于心血管健康。中医学认为土豆有和胃、健脾、益气的功效。

适宜人群

一般人都可食用。特别适宜于肌少症、营养不良、食欲低下、高血压、高血脂、冠心病、习惯性便秘、肿瘤、妇女产后乳汁缺少等患者食用。

营养素成分表（1 人份）			
能量（kcal）	291.22	蛋白质（g）	20.18
脂肪（g）	14.48	碳水化合物（g）	21.79

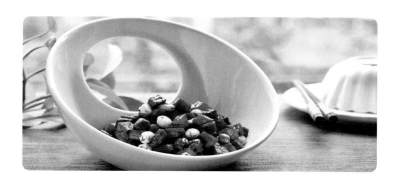

素鸡红烧肉

菜品特色

五花肉肥而不腻，素鸡汁多软韧，唇齿留香。

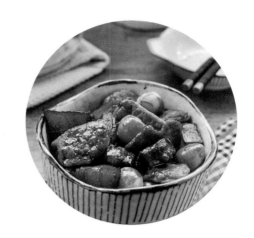

第二节

豆制品

原料（2人份）

主料

五花肉 120 g，素鸡 200 g，鹌鹑蛋 6 只

调料

生姜、葱、料酒、生抽、老抽各适量，冰糖 20 g，油 15 g

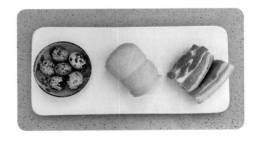

做法

1. 鹌鹑蛋用冷水洗净入锅，水开后煮 3～4 min 即捞出，放在冷水里浸泡冷却，去壳备用。

2. 五花肉切块，冷水下锅，烧开焯去浮沫血水，捞出用热水洗净，沥干待用。

3. 新鲜素鸡切成厚片，用油煎至两面金黄，捞出冷水浸泡备用。

小 贴 士

1. 五花肉连皮而烹，肉皮能让汤汁变浓稠、肉质有光泽。

2. 油煎素鸡要全程小火，避免煎煳。也可直接购买油煎过的冷冻素鸡，但味道会稍逊。

3. 老抽是为了增色用的，注意不要放太多，不然菜色容易发黑。

4. 焯好水的五花肉倒入锅中，先放入葱末，姜块，冰糖稍炒几下，再依次倒入料酒、老抽、生抽煸炒上色。

5. 加入素鸡、鹌鹑蛋、适量的热水没过肉和素鸡。大火烧开转中小火炖 45 min 即可。

营养评价

五花肉，又称肋条肉、三层肉。位于猪的腹部，肥瘦间隔，故称"五花肉"。每 100 g 五花肉中含有蛋白质 7.7 g、脂肪 35.3 g。猪肉含有丰富的优质蛋白质和必需的脂肪酸，并提供血红素（有机铁）和促进铁吸收的半胱氨酸，能改善缺铁性贫血。脂肪含量高的五花肉经烹调后，有浓郁的香味和鲜美的味道，可大大提高食欲。中医认为猪肉有补肾养血、滋阴润燥的功效。

素鸡是一种传统豆制食品，以百叶（又称千张）为主料，卷成圆棍形，捆紧后清水煮熟，和猪肉搭配红烧味道最佳。

素鸡以素仿荤，是可以取代肉的一种豆制品，为人体补充植物蛋白质。每 100 g 素鸡中含有蛋白质 17.0 g。素鸡中的蛋白属完全蛋白质，不仅含有人体必需的 8 种氨基酸，而且其比例也接近人体需要，营养价值较高。

适宜人群

一般人都可食用。特别适宜于食欲低下、肌少症、营养不良、缺铁性贫血、习惯性便秘、肿瘤术后康复患者食用。

营养素成分表（1人份）			
能量（kcal）	576.12	蛋白质（g）	27.62
脂肪（g）	44.97	碳水化合物（g）	16.09

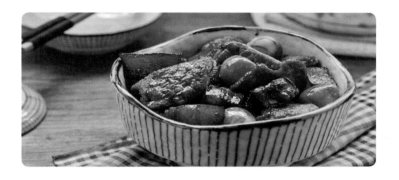

第三节

汤 类

第三节 汤 类

芋艿老鸭汤

菜品特色

汤汁澄清香醇，滋味鲜美，肉酥烂。

原料（2人份）

主料

鸭块 300 g，芋艿（去皮）300 g

调料

生姜、葱、料酒、盐各适量

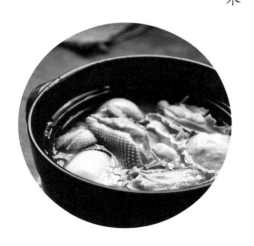

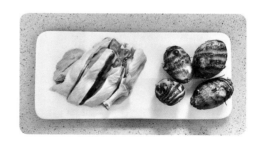

做法

1. 老鸭切大块，放入锅中加清水烧开后煮 2 min 捞出，洗净浮沫，沥干待用；芋

小 贴 士

芋头的黏液中含有皂苷，能刺激皮肤发痒，因此芋头去皮时要小心。

芋艿削皮洗净；小葱打结、生姜切片。

2. 将焯过水的鸭块放入锅中，加入葱结、姜片、料酒和足量的清水，大火烧开后转小火慢炖 1 h。

3. 加入芋艿再炖 30 min 至芋艿酥软，挑去葱姜，撒盐调味即可。

营养评价

鸭肉的蛋白质含量较高，每 100 g 鸭肉中含蛋白质 15.5 g。老鸭肉中的脂肪含量适中且分布较均匀。老鸭肉所含 B 族维生素和维生素 E 较其他肉类多。老鸭肉的药用价值历来为人们所推崇，民间认为鸭是"补虚劳的圣药"。中医认为老鸭具有大补虚劳、滋五脏之阴、清虚劳之热、补血行水、养胃生津、利水消肿等功效。

芋艿，又名芋头、芋子，是一种重要的蔬菜兼粮食作物，口感细软，绵甜香糯，是老少皆宜的秋季素食一宝。芋头的淀粉含量较高，且淀粉颗粒是马铃薯淀粉的 1/10，其消化率可达 98% 以上，尤其适于老年人和患者食用。现代研究发现，芋头含有一种黏液蛋白，被人体吸收后能促进产生免疫球蛋白，可提高机体的抵抗力。中医认为芋艿具有健脾补虚、散结解毒的功效。芋艿老鸭汤是一道中秋节必吃的美味。芋艿与老鸭搭配成汤，清香美味，营养丰富，适合秋季食用。

适宜人群

一般人群均可食用。特别适宜于习惯性便秘、甲状腺肿大、乳腺炎、肿瘤等患者食用。

营养素成分表（1人份）			
能量（kcal）	363.3	蛋白质（g）	19.11
脂肪（g）	20.39	碳水化合物（g）	27.35

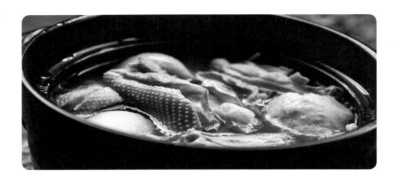

山药虫草炖鸡汤

菜品特色

汤汁鲜美，荤素搭配，美味与营养兼得。

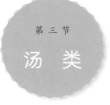

第三节

汤 类

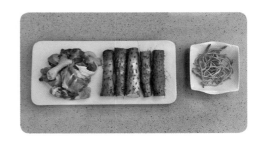

原料（2人份）

主料

老母鸡块 300 g，山药（去皮）300 g，
虫草花 5 g（或鲜虫草花 20 g）

调料

生姜、葱、料酒、盐各适量

做法

1. 老母鸡半只温剁成块，下锅冷水焯去血水浮沫，捞出洗净备用；山药去皮切滚刀块、虫草花用水浸泡。

2. 鸡块放入煲汤锅或电饭煲中，加姜片、葱结、料酒、适量清水，按煲汤键。

小　贴　士

1. 对山药黏液过敏者，在处理山药时要戴一次性手套。

2. 虫草花不宜放太多，以防它特有的味道掩盖鸡汤的鲜味。

3. 鸡皮部分含有大量的脂质类物质，带皮烹饪可以增加汤汁的美味，但食用时宜去皮吃肉。

3. 第一次煲汤完成后，打开盖放入虫草花和山药，再次按煲汤键炖煮至鸡肉酥烂。

4. 开盖，加盐调味即可。

营养评价

鸡肉具有蛋白质的质量较高、脂肪含量较低的特点；此外，鸡肉蛋白质中富含人体全部必需氨基酸，其含量与蛋、乳中的氨基酸谱式极为相似，为优质的蛋白质来源，而且消化率高，很容易被人体吸收利用。另外，鸡肉含有对人体发育有重要作用的磷脂类，是中国人膳食结构中脂肪和磷脂的重要来源之一。鸡肉的蛋白质含量根据部位、带皮与否是有差别的，从高到低的大致排列顺序为去皮的鸡肉、胸脯肉、大腿肉。每 100 g 去皮鸡肉中含有蛋白质 24.0 g。每 100 g 鸡肉（整鸡）含蛋白质 20.3 g。

山药，古称薯蓣，是人类食用最早的食物蔬菜之一，细腻滑爽且带黏性，生食热食都是美味。山药含有丰富的碳水化合物，可部分替代主食。山药中所含有的淀粉酶、胆碱、黏液汁酶及薯蓣皂苷等多种营养成分，有助于胃肠道消化吸收，预防心血管脂肪沉积。近年来的研究表明，山药具有诱导产生干扰素、增强人体免疫功能的作用。中医认为山药具有健脾补肺、益胃补肾、固肾益精、聪耳明目、强筋骨、长志安神、延年益寿的功效。

适宜人群

一般人群均可食用。尤其适合老年人、产妇、儿童等人群。适宜肌少症、营养不良、贫血、虚弱、糖尿病、老慢支、哮喘、术后康复等患者食用。

营养素成分表（1人份）			
能量（kcal）	335.52	蛋白质（g）	22.83
脂肪（g）	16.32	碳水化合物（g）	25.33

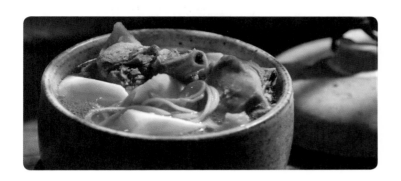

香菜萝卜羊肉汤

菜品特色

感清爽鲜美，滋补又暖身。

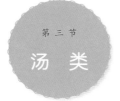

第三节

汤 类

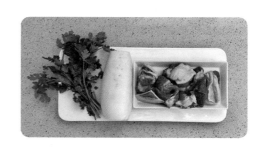

原料（2人份）

主料

带皮羊肉 250 g，萝卜 300 g，香菜 20 g

调料

姜、葱、黄酒、盐、胡椒粉各适量

做法

1. 羊肉切块用凉水浸泡 1～2 h，放入凉水锅中，烧开焯出血沫，然后取出用热水将浮沫冲洗干净；白萝卜去皮切成滚刀块备用；香菜洗净切碎备用。

2. 取砂锅，放入羊肉、姜、葱、足量的水，开大火烧开后，撇去浮沫，倒入黄酒，改小火炖 1 h。

3. 白萝卜块放入砂锅，大火烧开转小火继续炖 30 min 左右，至萝卜软烂，加适量

> **小 贴 士**
>
> 1. 羊肉最好选择带皮的羊排，肉质更鲜美。
> 2. 羊肉焯水时加适量米醋有助于去羊肉的膻味。羊肉、水、醋的比例是 500 : 500 : 25。
> 3. 不喜欢香菜可以用大蒜叶代替。

盐和胡椒粉调味即可。

4. 可根据自己的喜好加香菜、大蒜叶、葱花。

营养评价

羊肉肉质细嫩，味道鲜美，容易消化。每 100 g 羊肉中含有蛋白质 19.0 g。羊肉高蛋白、低脂肪、含磷脂多，较猪肉和牛肉的脂肪都要少，胆固醇含量少。羊肉独特的膻味，主要是因为脂肪中含有石碳酸的成分。李时珍在《本草纲目》中曰："羊肉能暖中补虚，补中益气，开胃健身，益肾气，养胆明目，治虚劳寒冷，五劳七伤"。

白萝卜，是冬季最常见的茎类蔬菜，含有淀粉酶及其他各种消化酶，能分解食物中的淀粉和脂肪，促进食物消化，抑制胃酸过多，加快肠胃蠕动。白萝卜中维生素 C 和微量元素锌的含量丰富，能够有效帮助人体增强免疫力，提高抗病能力。中医认为白萝卜具有下气消食、解毒生津、利尿通便等功效。

白萝卜和羊肉搭配烹饪，可以去羊肉的腥味、膻味，荤素合理搭配，萝卜因吸附了羊肉中的脂肪而更加美味。

此汤适宜秋冬季节食用。

适宜人群

一般人群均可食用。适宜肌少症、营养不良、贫血、老年虚弱、糖尿病、老慢支、哮喘、便秘腹胀、消化不良、产后及术后康复患者食用。

营养素成分表（1人份）			
能量（kcal）	261.96	蛋白质（g）	22.81
脂肪（g）	15.98	碳水化合物（g）	8.12

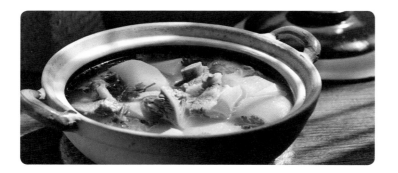

西芹炒牛肉

菜品特色

西芹爽脆，牛肉嫩滑。

第四节

畜 肉 类

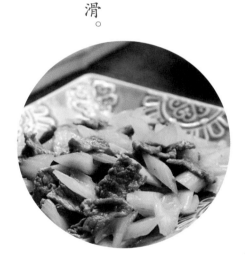

原料（2 人份）

主料

牛里脊肉 120 g，西芹 200 g

调料

料酒、盐、姜、老抽、生抽、胡椒粉各适量，生粉 3 g，油 15 g

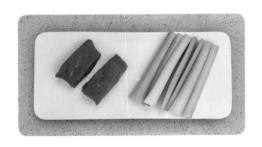

做法

1. 牛里脊肉逆着纹理切成薄片，用盐、老抽、生抽、胡椒粉、料酒搅拌起黏，加入生粉上浆后静渍 2 h；

2. 西芹洗净，用削皮刀削去西芹表面的细筋，斜刀切小片；

3. 炒锅滑油，下牛肉丝翻炒至变色，倒出沥油；

4. 锅内留底油加入西芹翻炒起香；

5. 加入牛肉丝、胡椒粉、生抽调味，快速翻炒均匀即可出锅。

营养评价

牛肉为能量较低、蛋白质含量高、脂肪含量较少的畜肉。每 100 g 牛里脊肉含有蛋白质 20.5 g。其氨基酸组成比猪肉更接近人体需要，能帮助提高机体的免疫力。牛肉中丰富的肌氨酸对增长肌肉特别有效。牛肉含有足够的维生素 B_6，可促进蛋白质的合成。牛肉中富含大量的血红蛋白铁，有助于缺铁性贫血的治疗。中医认为牛肉有补中益气、滋养脾胃、强健筋骨、化痰息风的功能。

芹菜，分为洋芹（西芹类型）和本芹（中国类型）两大类，西芹和本芹具有相同的营养和药用价值。芹菜含有较多的膳食纤维，可促进肠蠕动，有助于改善便秘。芹菜所含的芹菜素和芹菜苷成分对神经衰弱、高血压、血管硬化、高脂血症有一定辅助治疗作用。芹菜中含有的清香味挥发性芳香油，可增进食欲。中医认为芹菜有平肝清热、祛风利湿、除烦消肿、凉血止血等功效。

适宜人群

一般人群均可食用。适用于肌少症、缺铁性贫血、营养不良、便秘、骨折、高血压、肿瘤等患者食用。

营养素一览表（1人份）			
能量（kcal）	148.91	蛋白质（g）	13.93
脂肪（g）	8.14	碳水化合物（g）	7.53

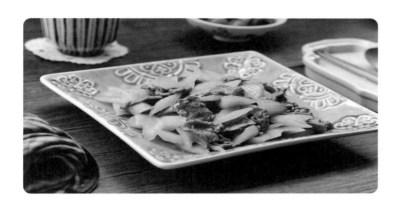

燕麦黑椒牛肉粒

菜品特色

鲜嫩多汁，口感浓郁。

第四节

畜肉类

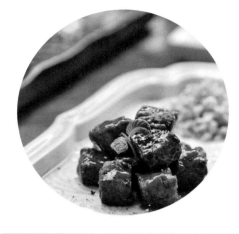

原料（2人份）

主料

牛肉 120 g，燕麦米（干）30 g

调料

盐、蚝油、黑胡椒粉各适量，黑椒汁 15 g，油 15 g

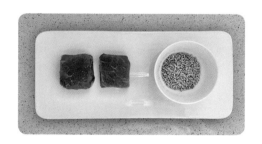

做法

1. 燕麦米提前用温水浸泡半天以上，隔水蒸熟。

2. 牛肉切粒放入碗中，加入盐、黑胡椒粉、少许蚝油、少许油，抓匀腌制 15 min 备用。

小 贴 士

1. 黑胡椒最好现磨，以保证辛辣香味的及时释放，刺激食欲。

2. 可以买现成切好的牛肉粒，肉质新鲜者味正。

3. 也可以选择一款符合自己口味的黑椒汁。

---

3. 锅中放油烧至八成热，放入牛肉粒迅速翻炒至表面微焦后，调入黑胡椒汁继续翻炒 2 min。

4. 放入蒸好的燕麦米拌匀，关火出锅。

营养评价

黑椒牛肉粒是一道名菜美食。本款加入了主食食材燕麦米，既丰富了口感，又增加了营养和饱腹感。

黑胡椒是一种比较辛辣的调味料，在烹饪肉食尤其是和牛肉搭配使用时，起到祛腥解腻、增进食欲、促进消化的作用。中医认为黑胡椒有温中散寒、下气消痰的功效。

燕麦是一种营养价值极高的杂粮。燕麦米是其粗加工后的完整颗粒。每 100 g 燕麦米含有蛋白质 10.1 g。燕麦富含的膳食纤维可以促进肠道蠕动，改善便秘。燕麦米中所含的 β - 葡聚糖能平缓饭后血糖上升。燕麦含有丰富的 B 族维生素和锌，对脂肪代谢具有调节作用，可有效降低人体中的胆固醇水平。所以燕麦是预防动脉粥样硬化、高血压、冠心病患者的理想食物。中医认为燕麦有充饥、滑肠的功效（《食物本草》）。

适宜人群

一般人群均可食用。适用于肌少症、贫血、营养不良、便秘、骨折、高血压、糖尿病、肥胖、肿瘤等患者食用。

营养素一览表（1人份）			
能量（kcal）	192.68	蛋白质（g）	15.76
脂肪（g）	9.04	碳水化合物（g）	12.41

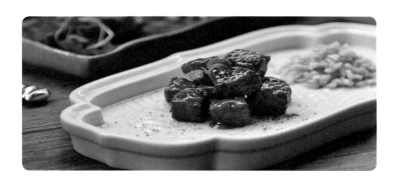

土豆炖牛腩

菜品特色

牛肉酥烂，土豆粉糯、香气醇厚。

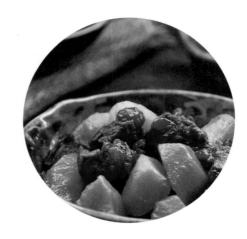

第四节

畜肉类

原料（2 人份）

主料

牛腩 200 g，土豆 200 g，胡萝卜 150 g

调料

八角、桂皮、生姜、葱、蒜、料酒、醋、生抽、老抽各适量，冰糖 15 g，油 20 g

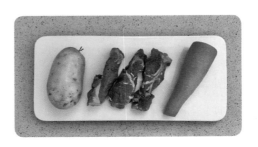

做法

1. 牛腩切块，清水浸泡 30 min，再反复冲洗 2 遍；锅中放入牛腩块，加入生姜片、葱段、料酒、清水（没过牛腩），大火开盖煮沸，大约焯水 5 min；捞出牛腩块，用热水反复清洗干净，沥水备用。

小 贴 士

1. 肥瘦比例大约在 3 : 7 的新鲜牛腩口感更好。

2. 牛腩一定要用冷水焯，用热水洗，烹煮时也是加热水，这样做出来的牛腩软烂不柴。

2. 土豆去皮，切成滚刀块，放入清水中备用；红萝卜去皮，切成滚刀块。

3. 锅内放油、冰糖，大火炒至冰糖完全融化，放入牛腩块快速炒糖色，淋上料酒，再放入八角、桂皮、生姜片煸炒出香味；加入生抽、老油、醋，再翻炒均匀。

4. 一次性加入足量热水，加盖大火烧开后转小火慢炖 45 min 左右（具体时间视个人对牛肉的软烂偏好而定）。

5. 加入土豆、胡萝卜，小火炖 20 min 至土豆软烂，大火收汁，即可。

营养评价

牛腩是指带有筋、肉、油花的牛肉块。每 100 g 牛腩含蛋白质 10.1 g、脂肪 29.3 g。牛腩提供高质量的蛋白质，各种氨基酸的比例与人体基本一致，其中所含的肌氨酸比任何食物都高，对增长肌肉特别有效。

胡萝卜素有"小人参"之美誉，含有丰富的胡萝卜素、维生素 C 及 B 族维生素。胡萝卜素是维生素 A 的主要来源，对于保护视力及增强皮肤的新陈代谢有一定益处，胡萝卜中的木质素还有助于提高机体的免疫机能。中医认为胡萝卜有健脾消食、补肝明目、清热解毒、透疹、降气止咳的功效。

土豆炖牛肉，食材原料搭配合理，营养丰富，老少皆宜。

适宜人群

一般人群均可食用。适合肌少症、贫血、病后和术后调养者食用。

营养素一览表（1人份）			
能量（kcal）	467.6	蛋白质（g）	13.1
脂肪（g）	39.64	碳水化合物（g）	14.6

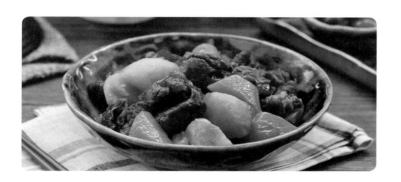

鱼香肉丝

菜品特色

色泽红润，富鱼香味，肉质软嫩，咸鲜酸甜兼备。

第四节
畜肉类

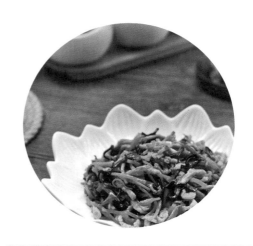

原料（2人份）

主料

猪后腿肉（或里脊肉）150 g，水发黑木耳 50 g，胡萝卜 50 g

调料

姜、蒜、葱、盐、生抽、料酒、醋各适量，糖 5 g，淀粉 3 g，油 15 g

鱼香酱汁

按生抽 1+ 白醋 2+ 白糖 1+ 料酒 1+ 淀粉 1+ 清水 2 的比例调成酱汁。

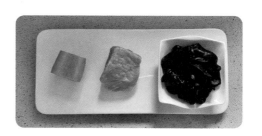

小 贴 士

　　1. 除猪肉、黑木耳外，根据个人喜好和季节的不同，可选择其他食材如竹笋、青椒、茭白等。

　　2. 选用三成肥、七成瘦的猪肉切丝滑炒，肉丝质地更加鲜嫩。

　　3. 喜欢吃辣的，可加泡红辣椒。

做法

1. 猪里脊切长约 8 cm、粗 0.3 cm 的粗丝，加盐、料酒搅至上劲后放水淀粉搅匀，封油冷藏 20 min。水发木耳、胡萝卜切细丝。

2. 锅内入油，中油温滑肉丝，变色捞出沥油备用。

3. 锅中留底油，中油温下姜末、蒜米，炒出香味后放木耳丝、胡萝卜丝翻炒断生后放入滑过油的肉丝，淋上鱼香酱汁继续翻炒 2 min。

4. 出锅装盘，撒上葱花即可。

营养评价

　　猪里脊肉肉质最嫩，肉里无筋，蛋白质含量高、脂肪含量低，属于瘦肉。每 100 g 猪里脊肉含蛋白质 20.5 g、脂肪 1.6 g。猪里脊肉搭配黑木耳食用，可有效防治缺铁性贫血。

　　鱼香肉丝的成菜具有鱼香味，但其味并不来自鱼，而是用泡红辣椒、葱、姜、蒜、糖、盐、酱油等调味品调制而成。此调料与鱼并不沾边，它源自四川地区民间烹鱼时所用的调料和方法，取名为"鱼香"，具有咸、甜、酸、辣、鲜、香等特点，用于烹菜滋味极佳。

适宜人群

　　一般人群均可食用。适合肌少症、缺铁性贫血、食欲低下、便秘、病后和术后调养者食用。

营养素一览表（1人份）			
能量（kcal）	346.1	蛋白质（g）	11.59
脂肪（g）	30.69	碳水化合物（g）	7.3

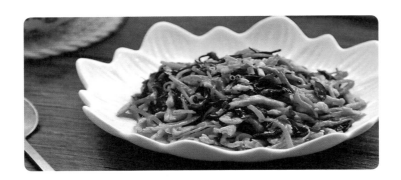

肉末蒸水蛋

菜品特色

鲜美嫩滑，制作简单，营养丰富。

第四节

畜肉类

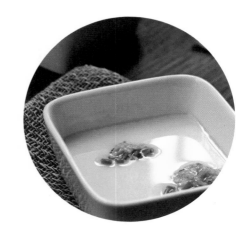

原料（2人份）

主料

猪肉糜（肥瘦 3：7）50 g，鸡蛋（2 个）100 g，清水 150 mL

调料

盐、葱花、料酒、生抽各适量，麻油 3 g

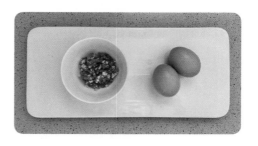

做法

1. 猪肉糜放入蒸碗中，加入生抽、料酒、麻油、胡椒粉拌匀腌制半小时。

2. 鸡蛋打散成蛋液，加入少许盐、温开水拌匀，过沥备用。

3. 过滤好的蛋液慢慢倒在肉糜上，不用搅拌。蒸碗包上保鲜膜，在上面扎几个透

<table>
<tr><td align="center">小 贴 士</td></tr>
<tr><td>

1. 鸡蛋与水的比例是 1∶1.5，水多了不成型，水少了蛋羹会老。

2. 打散后的蛋液表面有泡沫，最好将蛋液过筛一次，蒸碗包上保鲜膜，这样蒸出来的蛋羹表面光滑，不起蜂窝。也可用大一点的盘子盖上。

</td></tr>
</table>

气孔。

4. 移入蒸锅里，大火煮开转小火蒸 15 min。

5. 出锅趁热撒上葱花即可。

营养评价

肉末蒸水蛋是一道家常菜，不仅美味，而且营养价值高，其中鸡蛋富含优质蛋白，氨基酸比例与人体接近，适合吸收利用。此外，蛋黄中含有丰富的卵磷脂、固醇类、蛋黄素以及钙、磷、铁、维生素 A、维生素 D 及 B 族维生素，这些成分对增进神经系统的功能很有好处，是很好的健脑食品。可作为无牙老人的营养食谱。经常食用有改善记忆力、增加免疫力、防治动脉硬化、预防癌症、延缓衰老的作用。

中医认为，鸡蛋、猪肉具有养血生精、长肌壮体、补益脏腑之效。

适宜人群

一般人群均可食用，老少皆宜。特别适合牙口不好的老年人、肌少症、缺铁性贫血、食欲低下、便秘、病后和术后调养者食用。

营养素一览表（1人份）			
能量（kcal）	171.02	蛋白质（g）	10.38
脂肪（g）	13.63	碳水化合物（g）	1.67

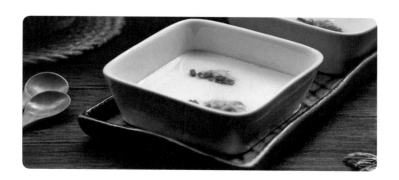

五彩鸡丁

菜品特色

鲜嫩清脆，色彩缤纷。

第 五 节

禽肉类

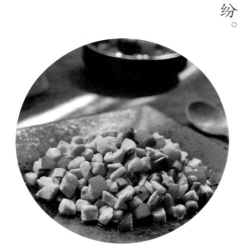

原料（2人份）

主料

鸡脯肉 150 g，杂菜（青豆、胡萝卜、玉米）50 g，鲜香菇 30 g

调料

料酒、盐、淀粉、白胡椒粉各适量，糖 3 g，油 15 g

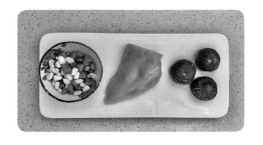

做法

1. 鸡胸脯肉洗净，切成 1 cm 见方的丁；鲜香菇洗净，去蒂切成小丁；杂菜无需解

小 贴 士

1. 主食材鸡胸脯肉可换成猪肉或牛肉或鸭肉，蔬菜可按照五彩颜色进行搭配。保证每天餐桌上出现这样一道色彩靓丽、营养丰富的菜肴。

2. 杂菜由青豆、胡萝卜、玉米粒搭配而成，超市有售，建议常备，随吃随取。

冻，入沸水中淖至断生后迅速捞出，沥干水分。

2. 鸡丁放入碗内，加盐、姜、料酒、糖、白胡椒粉、淀粉，用手轻轻抓匀后腌制15 min 左右。

3. 锅内油热，将腌制好的鸡丁连腌汁一起入锅，大火快速爆炒至变色捞出，沥干备用。

4. 锅内油热，放入蒜末和姜丝爆香，倒入香菇丁炒香，再加入鸡丁、杂菜继续翻炒均匀，关火出锅。

营养评价

鸡胸肉是高蛋白、低脂肪的禽肉制品。每 100 g 鸡胸肉含蛋白质 24.6 g。鸡肉的消化率极高，且易被人体吸收利用；鸡胸肉中富含的咪唑二肽具有改善记忆功能的作用。

玉米含有蛋白质、不饱和脂肪酸、维生素及钙、磷、锌等微量元素，膳食纤维含量高。玉米中的不饱和脂肪酸，尤其是亚油酸的含量高达 60% 以上，它和玉米胚芽中的维生素 E 协同作用，可降低血液胆固醇浓度，并防止其沉积于血管壁，故玉米对冠心病、动脉粥样硬化、高脂血症等有一定的防治作用。中医认为玉米有健脾渗湿、调中开胃的功效。

青豆，又称豌豆，含有蛋白质和极高的膳食纤维；豌豆中富含赖氨酸，赖氨酸是人体必需氨基酸之一，能促进人体发育、增强免疫功能，并有提高中枢神经组织功能的作用。中医认为豌豆具有利小便、止泄痢、调营卫、益中气、消痈肿、解疮毒的功效。

胡萝卜中丰富的类胡萝卜素，经炒菜加热处理更有利于从细胞内释出，大大提高了吸收率。

香菇，是一种富含多种氨基酸的低脂高蛋白食用菌类，其中所含有的香菇多糖有助于增强人体免疫。现代药理研究表明，香菇有增强机体免疫功能、抗肿瘤、抗病毒、抗肝炎、抗氧化、抑制血小板聚集等作用。中医认为香菇具有扶正补虚、健脾开胃、化痰理气、解毒等功效。

本道菜食材多样，营养丰富，烹饪简单，食物细碎易嚼，色彩鲜艳，有助于提升食欲。

适宜人群

一般的人群均可食用。尤其适合老年人、儿童、体弱、肌少症、缺铁性贫血、食欲低下、便秘、病后和术后调养者食用。

营养素一览表（1人份）			
能量（kcal）	214.58	蛋白质（g）	18.03
脂肪（g）	12.71	碳水化合物（g）	8.59

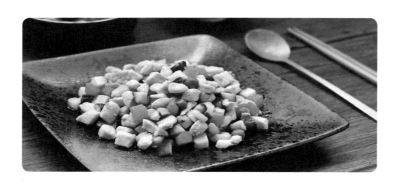

酱鸭腿

菜品特色

酥滑鲜嫩，酱香浓郁。

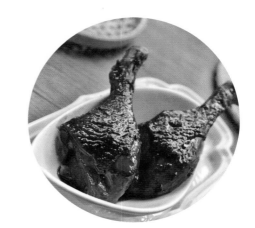

第五节

禽肉类

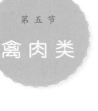

原料（2人份）

主料

鸭腿 300 g

调料

葱、姜、料酒、桂皮、香叶、生抽、老抽、盐各适量，冰糖30 g，油15 g

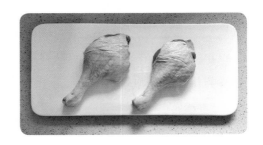

做法

1. 鸭腿洗净，放入锅中，加葱结、姜片、料酒、冷水（没过鸭腿），大火烧开后再烧 2 min，捞出鸭腿，清水冲洗干净，用刀在鸭腿肉面斜切 1～2 个深口备用。

2. 锅内入油，小火，放入桂皮、香叶爆香后，将所有香料捞出后放入鸭腿，煎至

> **小 贴 士**
>
> 1. 整只鸭腿做菜，不易入味，可用粗牙签在煎好的鸭腿上戳一些小洞。
> 2. 熄火后不要马上出锅，让鸭腿在汤汁中浸泡一会更入味。

两面微黄，取出。

3. 锅内留底油，放入冰糖，大火炒至冰糖完全融化（炒糖色），放入鸭腿翻炒上糖色。加老抽、生抽翻炒均匀上色后加适量盐、足量清水，盖上盖中火焖煮30～40 min，至筷子轻松插入鸭腿肉内。

4. 开大火收汁，关火。

营养评价

鸭腿的营养价值很高，每100 g鸭腿含蛋白质14.4 g。鸭腿肉蛋白质主要是肌浆蛋白和肌凝蛋白。鸭腿脂肪含量适中，分布均匀，熔点低、易于消化，其鲜美滋味有增加食欲的作用。鸭腿中含有丰富的烟酸，对心脏有很好的保护作用。鸭腿中富含B族维生素和维生素E，可以预防脚气病及多种炎症。鸭肉还含有0.8%～1.5%的无机物。与畜肉相比，鸭肉中钾含量较高，100 g可食部分达到近250 mg钾。此外，还含有较高的铁、磷、锌等微量元素。中医认为鸭肉有清虚热、养胃生津、补血行水、止咳化痰、利水消肿等功效。

适宜人群

一般人群均可食用。肌少症、长期低热、体质虚弱、营养不良性水肿、便秘、水肿的人，食之更佳；适宜肿瘤患者及放疗化疗后、肝硬化腹水、肺结核、慢性肾炎水肿者食用。

营养素一览表（1人份）			
能量（kcal）	367.05	蛋白质（g）	15.52
脂肪（g）	27.19	碳水化合物（g）	15.1

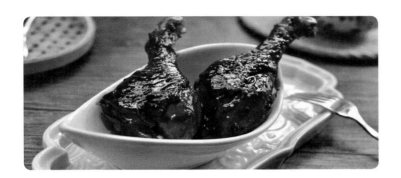

竹荪火腿炖乳鸽

菜品特色

滋味鲜美，肉质鲜嫩。

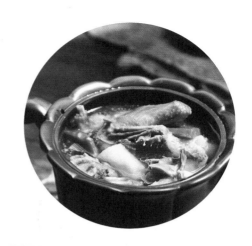

第五节

禽肉类

原料（2人份）

主料

鸽子 350 g，新鲜竹荪 80 g，火腿肉 30 g

调料

葱、姜、黄酒、盐各适量

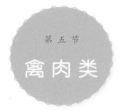

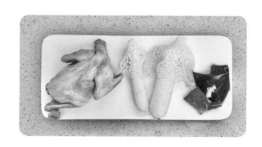

做法

1. 鸽子洗净，去头脚，切小块，入沸水焯过，洗净沥干。火腿洗净切薄片。竹荪洗净剪成段。

2. 将焯水后的鸽子、火腿、竹荪放在汤盅，加入黄酒、清水、葱结、姜片，盖上盖，隔水蒸 90 min。

> ### 小 贴 士
>
> 可用干竹荪代替新鲜竹荪，泡发干竹荪步骤如下：
>
> 1. 准备一碗温水，加入少许盐。
> 2. 将干竹荪放入盐水中浸泡大约 10 min 左右。
> 3. 剪去菌盖头（封闭的一端），去除竹荪的网状部分，用清水反复清洗干净。
> 4. 洗干净的竹荪再重新放到清水中浸泡半小时即可。

3. 取出汤盅，挑出葱、姜，加盐调味即可。

营养评价

乳鸽，是指 4 周龄内的食用幼鸽。鸽肉是高蛋白质、低脂肪的优质肉食。每 100 g 乳鸽含有蛋白质 16.5 g。鸽肉中丰富的蛋白质、氨基酸非常有利于人体消化吸收，鸽肉消化率可达 97%。我国民间有"一鸽胜九鸡"的说法，认为鸽肉是恢复体力及增强体质的高级滋补品。中医认为鸽子肉具有滋补肝肾、益气补血、清热解毒、生津止渴等功效。

竹荪，是寄生在枯竹根部的一种野生真菌，现可人工栽培。竹荪含有丰富的多种氨基酸、维生素、无机盐等营养成分，可补充人体必需的营养物质，提高机体的免疫力。现代研究发现竹荪含有能抑制肿瘤的成分。中医认为竹荪有补气养阴、润肺止咳、清热利湿的功效。

火腿，是指猪肉经腌制、发酵加工而成的干制肉品。每 100 g 火腿含有蛋白质 16.0 g。火腿鲜香味极浓，一般不单独食用，而与其他食材混蒸、混炖，作提味增鲜之用。江南一带习惯将火腿与鸽子或老母鸡煨汤，作为产妇、病后、术后开胃增食、促进创口愈合的营养补品。中医认为火腿具有健脾开胃、生津益血、滋肾填精、益寿延年的功效。

适宜人群

一般人均可食用。特别适合肌少症、营养不良、肿瘤患者、术后及放化疗患者、产妇食用。

营养素一览表（1人份）			
能量（kcal）	218.68	蛋白质（g）	17.26
脂肪（g）	15.1	碳水化合物（g）	10.31

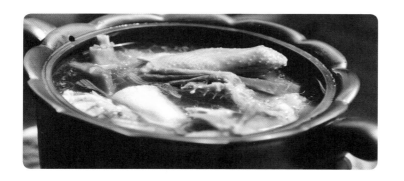

栗子烧鸡

菜品特色

色泽红亮，鸡肉鲜滑，板栗软糯。

第五节
禽肉类

原料（2人份）

主料

草鸡块 350 g，板栗仁 100 g

调料

葱、姜、黄酒、生抽、老抽、盐各适量，
白糖 10 g，油 10 g

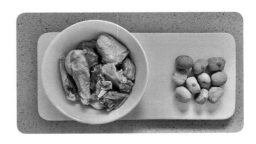

做法

1. 草鸡切块，洗净沥干。

2. 板栗仁冷水下锅煮 4 min 左右，捞出沥干水分备用。

3. 锅中加油，放入葱姜片爆香，倒入鸡块翻炒，至鸡块表面微黄后加入料酒、老抽、
   生抽、盐、白糖、板栗、足量开水，大火烧开后转小火，盖上盖煮 20 min 左右。

小 贴 士

1. 整鸡切块可代加工。也可用鸡腿或鸡翅根代替草鸡。
2. 板栗仁选择甘栗仁，口感香糯；即食板栗仁不宜入菜。

4. 大火收汁，出锅。

营养评价

　　草鸡，又称土鸡。每 100 g 草鸡含有蛋白质 20.8 g。草鸡鸡肉的肉质细嫩，滋味鲜美，适合多种烹调方法。

　　栗子是碳水化合物含量较高的干果品种，可代粮。栗子不仅含有大量淀粉，还含有蛋白质、脂肪、B 族维生素等多种营养成分，能供给人体较多的能量，并能帮助脂肪代谢。中医认为栗子有养胃健脾、补肾壮腰、强筋活血、止血消肿等功效。

适宜人群

　　一般人均可食用。尤其适合老年人肌少症、营养不良、骨质疏松症、腰肌劳损、膝关节炎等患者食用。

营养素一览表（1 人份）			
能量（kcal）	349.5	蛋白质（g）	24.3
脂肪（g）	16.16	碳水化合物（g）	27.59

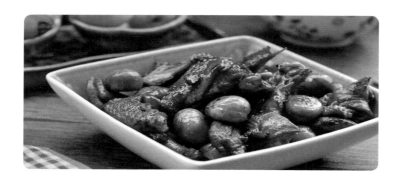

第 六 节

主 食

红豆米饭

菜品特色

色红清香，口感饱满。

第六节

主 食

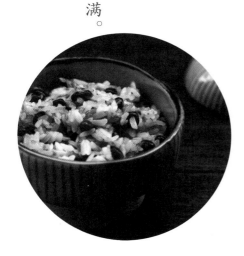

原料（4人份）

主料

粳米 200 g，红豆 50 g，盐 0.5 g，清水约 700 mL

做法

1. 红豆洗净，用冷水泡 2 h 备用。

2. 将浸泡好的红豆放入电饭锅内，加适量清水，没过红豆即可，按煮饭键。煮好后保温状态焖 20 min。

3. 粳米洗净，倒入煮好红豆的电饭锅内，加盐、加清水至正常煮饭水位，再按煮饭键煮饭。

4. 煮好后再焖 10 min 后食用。

营养评价

红豆,又称赤豆。是高蛋白质、低脂肪的豆类食物。每 100 g 红豆含有蛋白质 20.2 g。红豆中富含的大量纤维有良好的通便功能,丰富的钾元素有利尿作用,红豆中的铁元素可改善贫血。中医认为红豆有清热解毒、健脾益胃、利尿消肿的功效。

粳米含有大量碳水化合物,是能量的主要来源。粳米还含有蛋白质、钙、磷、铁及 B 族维生素等多种营养成分。每 100 g 粳米含有蛋白质 7.7 g。中医认为粳米具有养阴生津、除烦止渴、健脾胃、补中气、固肠止泻的功效。

我国传统饮食讲究"五谷宜为养,失豆则不良"。豆类与米饭一起煮,能够让蛋白质营养价值提升。大米、白面、玉米等谷物蛋白质中的赖氨酸和苏氨酸的含量较少,而豆类中赖氨酸和苏氨酸含量丰富,因此豆类与粳米的搭配能够有效平衡膳食蛋白营养,红豆饭就是一种谷、豆的完美互补。

适宜人群

一般人群都可以食用。尤其适合肾脏性水肿、心脏性水肿、肝硬化腹水、营养不良性水肿等人群。

营养素一览表（1人份）			
能量（kcal）	213.35	蛋白质（g）	6.68
脂肪（g）	0.29	碳水化合物（g）	47.36

三文鱼焖饭

菜品特色

超简单，超营养，超美味！

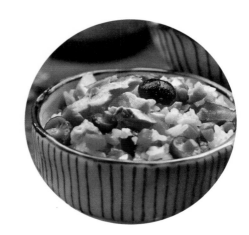

第六节

主食

原料（4人份）

主料

粳米 200 g，三文鱼肉 150 g，蟹味菇 30 g，洋葱 30 g，胡萝卜 30 g，油豆腐 2 个

调料

盐、料酒、生抽、胡椒粉各适量，黄油 3 g，白糖 3 g，油 5 g

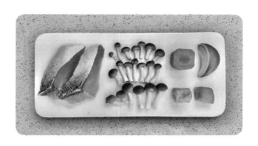

做法

1. 三文鱼用盐、胡椒粉略腌 5 min；蟹味菇去根洗净分成小朵；洋葱切碎；胡萝卜切小丁，油豆腐切粗丝。

2. 黄油入锅加热溶化，入三文鱼煎至熟后取出，将鱼肉拆成小块。

小　贴　士

1. 三文鱼也可用姜片或者柠檬汁腌制 15 min 去腥。
2. 可根据自己喜好搭配蔬菜。

3. 锅底余油，放洋葱碎煎出香味后加入蟹味菇、胡萝卜、油豆腐，快速翻炒并加盐调味。

4. 粳米淘洗后入电饭锅，加生抽、黄酒、白糖，加水至煮饭正常水位，铺上上述各食材，按煮饭键煮饭即可。

营养评价

三文鱼肉质鲜美，营养丰富，含有对人体各种生理功能起重要作用的蛋白质、脂质、矿物质和微量元素，并且富含 EPA 和 DHA 等生物活性物质。每 100 g 三文鱼含有蛋白质 17.2 g。常吃三文鱼可以促进大脑发育，增强人的记忆力。三文鱼富含的 ω-3 多不饱和脂肪酸，可以降低人体血液中三酰甘油的含量，通过提升高密度脂蛋白胆固醇，增强血管弹性，有效降低血脂和血胆固醇浓度，对防治心血管疾病和阿尔茨海默病有很好的作用。

蟹味菇是一种低能量、低脂肪的食用菌，味鲜质厚韧，有独特的蟹香味。含有丰富维生素和 17 种氨基酸，其中赖氨酸、精氨酸的含量高于一般菇类，有助于抗癌、降低胆固醇；其含有的真菌多糖、腺苷等成分能增强人体免疫力。

洋葱中不仅富含钾、维生素 C、叶酸、锌、硒及纤维质等营养素，更有两种特殊的营养物质——槲皮素和前列腺素 A。其中，前列腺素 A 能扩张血管、降低血液黏度，有预防血栓形成的作用。槲皮素有助于防止低密度脂蛋白氧化，有抗动脉硬化的作用。洋葱含有葱蒜辣素，有浓郁的香气，可刺激胃酸分泌，增进食欲，还能预防感冒。中医认为洋葱具有理气和胃、发散风寒的功效。

适宜人群

一般人群都可食用，特别对于长期从事脑力劳动者以及儿童、学生更加有益。适用于肌少症、营养不良、记忆力减退、高脂血症、心血管疾病、阿尔茨海默病等人群。

营养素一览表（1人份）			
能量（kcal）	272.6	蛋白质（g）	12.23
脂肪（g）	6.97	碳水化合物（g）	40.76

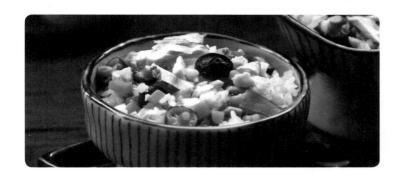

鱼汤面

菜品特色

肉嫩汤白，鲜美浓香。

第六节

主食

原料（2人份）

主料

鲫鱼 400 g，切面 200 g，鸡毛菜 100 g

调料

生姜、葱、料酒各适量，油 8 g，熟猪油 5 g

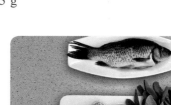

做法

1. 鲫鱼刮鱼鳞，除去鱼鳍和内脏，洗净，用厨房纸吸干水分，用刀在鱼体两面分别斜切 2 个深口备用；鸡毛菜洗净切段，焯水 1 min 捞出备用。

2. 热锅放油，将鱼放入，小火煎至两面金黄取出备用。

> **小 贴 士**
>
> 1. 煎鱼一定要煎透，否则有腥味。
> 2. 鲫鱼小刺多，需仔细剔除骨刺后食用鱼肉。建议用破壁机将煎好的整条鱼粉碎后煮汤。
> 3. 加适量淡奶油或浓豆浆，可使鱼汤更浓稠色白。

3. 锅中余油入姜、葱煸香后，加煎好的鱼、足量开水，大火熬至汤汁呈奶白色，稍浓稠即可，关火，过滤出鱼汤。

4. 用另一锅加清水煮面。

5. 碗内放熟猪油 5 g、盐、胡椒粉、葱花，舀入鱼汤，捞入煮好的面条，铺上鸡毛菜即可。

营养评价

鲫鱼是一种高蛋白、低脂肪且富含活性钙和各种氨基酸的淡水鱼类。每 100 g 鲫鱼含有蛋白质 17.1 g。鲫鱼蛋白质氨基酸组成与人体接近，易于消化吸收，是肝肾疾病、心血管疾病患者的良好蛋白质来源。中医认为鲫鱼具有益气健脾、利尿消肿、通络下乳等功效。

切面是一种制作简单，含水量高、口感筋道，食用方便，营养丰富的面食。切面的主要营养成分是蛋白质、脂肪、碳水化合物、膳食纤维等。每 100 g 切面含有蛋白质 9.0 g。切面经煮沸后更易于消化吸收。中医认为切面的原料小麦有养心益肾、除热止渴、健脾厚肠的功效。

适宜人群

一般人群都可食用。特别适用于老年人肌少症、免疫力低下、消化功能低下、慢性支气管炎、哮喘、肝炎、肾炎、高血压、心脏病、产妇缺乳、肿瘤、病后和术后调养者。

营养素一览表（1人份）			
能量（kcal）	460.78	蛋白质（g）	28.32
脂肪（g）	10.83	碳水化合物（g）	65.08

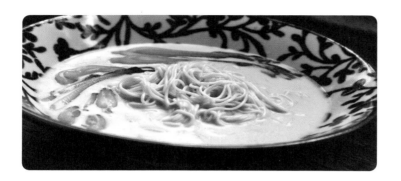

小米海参粥

菜品特色

咸鲜味美，营养丰富。

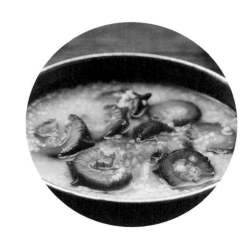

原料（2人份）

主料

水发海参（即食海参）150 g，黄小米 40 g

调料

姜、葱、料酒、盐、白胡椒粉各适量

第六节

主食

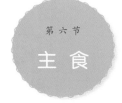

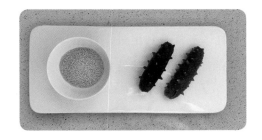

做法

1. 将泡发好的海参洗净切小块，黄小米淘洗干净，姜切丝、葱切花。

2. 锅中加水、葱、姜、料酒，烧开后放入海参小火焯 3 min 后捞出备用。

3. 电饭锅里加水、黄小米，按煮粥键。

4. 粥熬好后，将海参、姜丝先放入焖 3 min，再放入葱花、盐、白胡椒粉，搅拌均匀即可。

小 贴 士

干海参需要提前泡发，也可用即食海参。

海参泡发的步骤：

1. 用清水将海参表面杂质和盐分清洗干净，放入纯净无油的容器里，倒入没过海参的纯净水，放在 0～5℃环境中浸泡 48 h，每隔 8～12 h 换一次水，直至海参完全变软。

2. 将泡好的海参沿着腹部中心从头至尾剪开，剪掉沙嘴和牙，清洗干净。

3. 将清洗好的海参放入无油的锅中，锅中放入大量清水，先大火煮开，再盖上盖子改小火煮 30～40 min 左右，关火，加盖自然晾至常温。

4. 将海参放在保鲜盒中，倒入足量的冰矿泉水，冰箱冷藏可保存 36 h 左右。

营养评价

海参，是海洋中一种古老的软体动物，有 20 多种可供食用。海参的营养特点是高蛋白、低脂肪、几乎无胆固醇。每 100 g 海参含有蛋白质 16.5 g。海参含有多种人体自身不能合成的必需氨基酸，其中精氨酸、赖氨酸的含量最为丰富，有增加机体免疫力和促进伤口愈合的作用。研究发现，海参具有提高记忆力、延缓性腺衰老、防止动脉硬化以及抗肿瘤等作用。中医认为海参有补肾益精、养血润燥的功效。

小米，又称粟米。小米含有丰富的蛋白质、维生素及钙、磷、铁、锰、锌等微量元素。每 100 g 小米含有蛋白质 9.0 g。小米中的脂质、膳食纤维、维生素 B_1 的含量比其他谷类高。中医认为粟米有补脾胃的功效。

适宜人群

一般人群均可食用。适用于肌少症、营养不良、高血压病、糖尿病、高脂血症、动脉硬化、癌症、老年人体质虚弱、大病及术后调养者食用。

营养素一览表（1人份）			
能量（kcal）	89.75	蛋白质（g）	6.28
脂肪（g）	0.68	碳水化合物（g）	15.54

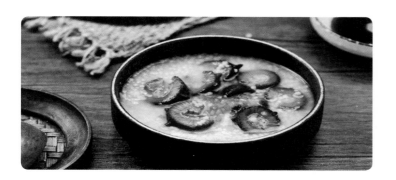

REFERENCES

参考文献

1. 刘娟，丁清清，周白瑜，等. 中国老年人肌少症诊疗专家共识（2021）[J]. 中华老年医学杂志，2021，40（8）：943−952.

2. 李周美，贾虹. 神经性厌食症营养治疗的研究进展 [J]. 医学综述，2020，26（13）：2601−2604，2609.

3. CHAPUT J P, WILLUMSEN J, BULL F, et al. 2020 WHO guidelines on physical activity and sedentary behaviour for children and adolescents aged 5 −17 years: summary of the evidence[J]. Int J Behav Nutr Phys Act, 2020, 17: 141.

4. SEPÚLVEDA-LOYOLA W, Osadnik C, Phu S, et al. Diagnosis, prevalence, and clinical impact of sarcopenia in COPD: a systematic review and meta-analysis[J]. J Cachexia Sarcopenia Muscle, 2020, 11(5): 1164−1176.

5. MOORE S A, HRISOS N, ERRINGTON L, et al. Exercise as a treatment for sarcopenia: an umbrella review of systematic review evidence[J]. Physiotherapy, 2020, 107: 189−201.

6. 孙建琴，张美芳. 社区老年营养与慢性病管理 [M]. 上海：上海科学技术出版社，2019.

7. 中华医学会老年医学分会，《中华老年医学杂志》编辑委员会. 老年人肌少症口服营养补充中国专家共识 (2019)[J]. 中华老年医学杂志，2019，38（11）：1193−1194.

8. 中国吞咽障碍膳食营养管理专家共识组. 吞咽障碍膳食营养管理中国专家共识

（2019 版）[J]. 中华物理医学与康复杂志，2019，41（12）：881-888.

9. CRUZ-JENTOFT A J, BAHAT G, BAUER J, et al. Sarcopenia: revised European consensus on definition and diagnosis[J]. Age Ageing, 2019, 48(1): 16-31.

10. RYAN E, MCNICHOLAS D, CREAVIN B, et al. Sarcopenia and inflammatory bowel disease: a systematic review[J]. Inflamm Bowel Dis, 2019, 25(1): 67-73.

11. WONG R M Y, WONG H, ZHANG N, et al. The relationship between sarcopenia and fragility fracture — a systematic review[J]. Osteoporos Int, 2019, 30(3): 541-553.

12. WATANABE H, ENOKI Y, MARUYAMA T. Sarcopenia in Chronic Kidney Disease: Factors, Mechanisms, and Therapeutic Interventions[J]. Biol Pharm Bull, 2019, 42(9): 1437-1445.

13. BATSIS J A, VILLAREAL D T. Sarcopenic obesity in older adults: aetiology, epidemiology and treatment strategies[J]. Nat Rev Endocrinol, 2018, 14(9): 513-537.

14. DENT E, MORLEY J E, CRUZ-JENTOFT A J, et al. International Clinical Practice Guidelines for Sarcopenia (ICFSR): screening, diagnosis and management[J]. J Nutr Health Aging, 2018, 22(10): 1148-1161.

15. KIM G, LEE S E, JUN JE, et al. Increase in relative skeletal muscle mass over time and its inverse association with metabolic syndrome development: a 7-year retrospective cohort study[J]. Cardiovasc Diabetol, 2018, 17: 23.

16. CELIS-MORALES C A, WELSH P, LYALL D M, et al. Associations of grip strength with cardiovascular, respiratory, and cancer outcomes and all cause mortality: prospective cohort study of half a million UK Biobank participants[J]. BMJ, 2018, 361: k1651.

17. 中华医学会老年医学分会老年康复学组，肌肉衰减综合征专家共识撰写组. 肌肉衰减综合征中国专家共识（草案）[J]. 中华老年医学杂志，2017，36（7）：711-718.

18. 中华医学会骨质疏松和骨矿盐疾病分会. 原发性骨质疏松症诊疗指南（2017）[J]. 中华骨质疏松和骨矿盐疾病杂志，2017，10（5）：413-444.

19. 陈恒亭，马信龙，马剑雄，等. 肌肉减少症运动疗法[J]. 中华骨质疏松和骨矿盐疾病杂志，2017，10（6）：582-588.

20. FORBES A, ESCHER J, HÉBUTERNE X, et al. ESPEN guideline: clinical nutrition in inflammatory bowel disease[J]. Clin Nutr, 2017, 36(2): 321−347.

21. 中国营养学会.中国居民膳食指南2016：科普版 [M].北京：人民卫生出版社，2016.

22. ANKER S D, MORLEY J E, VON HAEHLING S. Welcome to the ICD −10 code for sarcopenia[J]. J Cachexia Sarcopenia Muscle, 2016, 7(5): 512−514.

23. 国家食品安全风险评估中心，中国营养学会法规标准工作委员会，中华医学会肠外肠内营养学分会.特殊医学用途配方食品系列标准实施指南 [M].北京：中国标准出版社，2015.

24. 孙建琴，张坚，常翠青，等.肌肉衰减综合征营养与运动干预中国专家共识（节录）[J].营养学报，2015，37（4）：320−324.

25. ZIPFEL S, GIEL K E, BULIK C M, et al. Anorexia nervosa: aetiology, assessment, and treatment[J]. Lancet Psychiatry, 2015, 2(12): 1099−1111.

26. STUDENSKI S A, PETERS K W, ALLEY D E, et al. The FNIH sarcopenia project: rationale, study description, conference recommendations, and final estimates[J]. J Gerontol A Biol Sci Med Sci, 2014, 69(5): 547−558.

27. 王璐，谢晓冬.关注恶性肿瘤患者肌肉减少症 [C]// 中国抗癌协会癌症康复与姑息治疗专业委员会（CRPC）.第八届全国癌症康复与姑息医学大会论文汇编.青岛：中国抗癌协会，2012：114−118.

28. 美国运动医学学会（ACSM）.ACSM 运动测试与运动处方指南 [M].王正珍，译.北京：人民卫生出版社，2010.

29. CRUZ-JENTOFT A J, BAEYENS J P, BAUER J M, et al. Sarcopenia: European consensus on definition and diagnosis: Report of the European Working Group on Sarcopenia in Older People[J]. Age Ageing, 2010, 39(4): 412−423.

30. ROSENBERG I H. Sarcopenia: origins and clinical relevance[J]. J Nutr, 1997, 127(5 Suppl): 990S−991S.

图书在版编目（CIP）数据

"肌"不可失：肌少症防治全攻略/孙建琴主编. —上海：上海科学普及出版社，2022.6

ISBN 978-7-5427-8185-7

Ⅰ.①肌… Ⅱ.①孙… Ⅲ.①肌肉疾病－防治－普及读物 Ⅳ.①R685-49

中国版本图书馆CIP数据核字（2022）第034434号

策划统筹	蒋惠雍
责任编辑	陈星星
助理编辑	郝梓涵
整体设计	姜　明　王培琴
绘　　画	刘绮黎
技术服务	曹　震

上海市卫健委卫生健康系统重要薄弱学科建设计划（NO.2019ZB0102）资助图书

"肌"不可失——肌少症防治全攻略

孙建琴　主编

上海科学普及出版社出版发行

（上海中山北路832号　邮政编码200070）

http://www.pspsh.com

各地新华书店经销　　上海丽佳制版印刷有限公司印刷

开本 710×1000　1/16　印张 20　字数 300 000

2022年6月第1版　　2022年6月第1次印刷

ISBN 978-7-5427-8185-7 定价：108.00元

本书如有缺页、错装或坏损等严重质量问题

请向工厂联系调换

联系电话：021-64855582